KINDERHEILKUNDE
UND PFLEGE DES GESUNDEN KINDES

FÜR

SCHWESTERN UND FÜRSORGERINNEN

VON

E. NOBEL   UND   **C. PIRQUET**

PRIV.-DOZ., O. ASS. D. UNIV.-KINDERKLINIK,
LEHRER DER KRANKENPFLEGESCHULE
IM ALLGEMEINEN KRANKENHAUS, WIEN

O. Ö. PROF. FÜR KINDERHEILKUNDE
AN DER UNIVERSITÄT WIEN, VORSTAND
D. UNIVERSITÄTS-KINDERKLINIK, WIEN

UNTER MITARBEIT VON OBERSCHWESTER HEDWIG BIRKNER
UND LEHRSCHWESTER PAULA PANZER

MIT 28 ABBILDUNGEN IM TEXT

WIEN
VERLAG VON JULIUS SPRINGER
1925

ISBN-13: 978-3-7091-9624-3   e-ISBN-13: 978-3-7091-9871-1
DOI: 10.1007/978-3-7091-9871-1

Inhaltsübersicht.

Ernährung.

Die Milch.

Die Milch als Nahrungseinheit.

Ernährung des gesunden Kindes.

Beurteilung des Ernährungszustandes.

Der Neugeborene und seine Entwicklung.

Säuglingspflege.

Die wichtigsten Kinderkrankheiten.

Krankenpflegetechnik

Ernährung.

Die chemischen Bestandteile unserer Nahrungsmittel.

Alle unsere Nahrungsmittel enthalten Wasser; die einen mehr, die anderen weniger. Beim Trocknen im Trockenschrank (bei 100^0) verlieren sie an Gewicht, weil das Wasser verdampft. Es gibt Nahrungsmittel, welche sehr wenig Wasser enthalten (z. B. Zucker, Pflanzenbutter, Schweinefett), und solche mit bis 90% Wasser und mehr (z. B. frische Gemüse, gewisse Obstsorten). Außer dem Wasser enthalten unsere Nahrungsmittel folgende chemische Bestandteile:

1. Kohlehydrate (Stärke, Zucker, Zellulose);
2. Fette;
3. Salze;
4. Eiweißstoffe;
5. nicht genau bekannte Stoffe (akzessorische Nährstoffe oder Vitamine).

Nach ihrer Verwendung im Körper werden diese chemischen Bestandteile in folgende zwei Hauptgruppen eingeteilt:

a) Nahrungsbrennstoffe;
b) Nahrungsbaustoffe.

a) Nahrungsbrennstoffe.

(Stärke, Zucker, Zellulose, Fett).

Die Hauptbestandteile der Brennstoffe sind Kohlenstoff (C), Wasserstoff (H) und Sauerstoff (O). Durch die Atmung wird Sauerstoff aus der Luft aufgenommen. Er verbindet sich in den Geweben mit den Nahrungsbrennstoffen und es entstehen als Endprodukte dieses Vorganges, den wir als Verbrennung bezeichnen, Kohlensäure und Wasser. Die Kohlensäure wird durch die Atmung wieder abgegeben, das Wasser vornehmlich im Urin, zum geringeren Teil durch Lunge und Haut ausgeschieden. Bei dieser Verbrennung wird nun Kraft (Energie), die in diesen Substanzen enthalten ist, frei und kann in Arbeit umgesetzt werden, die nötig ist zur Aufrechterhaltung unserer täglich zu erfüllenden Lebensfunktionen. Die Arbeit unserer Muskeln, die Atmung, die Aufrechterhaltung der Blutzirkulation wird ermöglicht durch Zufuhr von genügend Brennmaterial, also von Fetten und Kohlehydraten. Die bei der Verbrennung freiwerdende Wärme ermöglicht es, die gleichmäßige Temperatur des Warmblüters zu erhalten.

1. Kohlehydrate.

Die Kohlehydrate enthalten Kohlenstoff, Wasserstoff und Sauerstoff und werden hauptsächlich durch folgende Gruppen vertreten:

Polysacharide	Disacharide	Monosacharide
Stärke	Rohrzucker	Traubenzucker (Dextrose)
Zellulose	Malzzucker	Fruchtzucker (Lävulose)
Dextrin	Milchzucker	
Glykogen		

Stärke ist ein Stoff, der aus mikroskopisch kleinen Körnern besteht und als Reservesubstanz in Pflanzensamen und anderen pflanzlichen Gebilden (Wurzelknollen) vorkommt. Beim Kochen und Backen werden die Körner gesprengt und es entsteht so Kleister. Durch Diastase (das Ferment, das im Speichel vorkommt) wird die Stärke chemisch gespalten.

Rohrzucker wird in Europa aus der Zuckerrübe gewonnen.

Milchzucker (Laktose) kommt in der Milch vor.

Zellulose. Bei den Brennstoffen müssen wir auch der Zellulose gedenken, deren Zusammensetzung ähnlich der der Stärke ist. Ihr Brennwert ist recht bedeutend, aber sie wird von den Verdauungssäften nur sehr unvollständig angegriffen. Die Zellulose bildet das Gerüst des ganzen Pflanzenkörpers und kommt schon in der Membran der jungen Pflanzenzellen vor. Die Zellulose wird zu einem geringen Teil auch im Darm des Menschen aufgeschlossen, um so mehr und leichter, je jünger und zarter die Pflanzenfaser ist. Ihre Bedeutung liegt aber nicht in ihrer Verdaulichkeit, sondern gerade in den unverdaulichen Anteilen — analog dem Rauhfutter bei Tieren — sie ist für größere Kinder und Erwachsene zur Bildung des Stuhles erforderlich. Wenn die Nahrung ausschließlich in leicht verdaulicher Form verabreicht wird, wird wenig Stuhl gebildet, der Appetit versagt und es treten verschiedenartige Störungen auf.

2. Fette.

Die Fette bestehen ebenso wie die Zuckerarten aus Kohlenstoff, Wasserstoff, Sauerstoff und zerfallen bei der Verbrennung im Organismus in Kohlensäure und Wasser. Fett findet sich in der Natur überall dort, wo es sich darum handelt, stickstofffreie Reservesubstanz auf einem möglichst kleinen Raum unterzubringen, so bei Pflanzen als Öl in den Samen, bei Tieren als Milchfett, im Eidotter und dann als Fettspeicher in den verschiedenen Geweben. Fette und Zuckerarten können sich gegenseitig weitgehend vertreten, wobei das Fett als doppelt so konzentriert gelten kann als die Kohlehydrate.

b) Nahrungsbaustoffe.
(Wasser, Salze, Eiweiß, Vitamine).

Das Wasser spielt im Haushalt des kindlichen Organismus eine sehr große Rolle. Der menschliche Organismus besteht zum großen Teil aus Wasser, in den einzelnen Organen und Geweben ist reichlich Wasser enthalten. Wir nehmen Wasser nicht nur in flüssigen, sondern auch in allen festen und halbfesten Speisen auf, außerdem wird noch im Organismus selbst durch Sauerstoffaufnahme (Atmung) Wasser gebildet. Im allgemeinen können wir uns merken, daß aus den verschiedenen Speisen im kindlichen Organismus annähernd soviel Wasser gebildet wird, als die betreffende Speise wiegt. Die eine Hälfte dieser Flüssigkeitsmenge wird als Harn wieder ausgeschieden, die andere Hälfte wird durch die Atmung und durch die Haut wieder abgegeben. Ansammlung von übermäßig viel Wasser oder Ausschwemmung von großen Wassermengen finden wir bei den verschiedenartigsten krankhaften Störungen der Kinder und Erwachsenen.

Die Salze (Kali, Natron, Kalk, Magnesia usw.) sind gleichfalls lebenswichtig. Durch Versuche wurde bewiesen, daß Tiere, die mit salzfreier Nahrung gefüttert wurden, nicht länger leben als Tiere, die gar keine Nahrung bekommen.

Eiweiß. Das Eiweißmolekül enthält an Hauptbestandteilen Kohlenstoff, Wasserstoff, Stickstoff, Schwefel und Sauerstoff. Der charakteristische Bestandteil im Eiweiß, durch den das Eiweiß von den Brennstoffen sich unterscheidet, ist der Stickstoff. Mageres Fleisch, das Weiße vom Ei usw. bestehen fast nur aus Eiweiß und Wasser. Andere Nahrungsmittel (Wurzelfrüchte, Obst usw.) sind sehr arm daran.

Die Bildung der Zellen, aus denen unser Körper besteht, die Regeneration, bzw. völlige Neubildung verloren gegangener Körperbestandteile (Haare, Nägel) oder der Ersatz unbrauchbar gewordener Anteile unseres Organismus, ferner die Herstellung der Verdauungssekrete ist nur möglich bei genügender Zufuhr von stickstoffhaltigem Material in der Nahrung. Zu reichliche Zufuhr von Eiweiß hat Nachteile. Im Organismus wird die Verbrennung von Eiweiß nicht zu Ende geführt, ungefähr ein Drittel des Nährwertes wird als Harnstoff unverbrannt wieder ausgeschieden und belastet nur die Nieren. Hierin liegt ein fundamentaler Gegensatz zu den Nahrungsbrennstoffen, die im Organismus vollkommen zu Wasser und Kohlensäure verbrannt werden.

Vitamine. Diese Stoffe, in ihrer chemischen Zusammensetzung unbekannt, spielen eine wichtige Rolle bei der Ernährung des Kindes. Vermutungsweise gibt es drei Arten von Vitaminen, bei deren Fehlen oder Mangel Krankheiten bestimmter Art entstehen können.

1. Das Vitamin A ist hauptsächlich vorhanden im Lebertran, auch in Milch, Sahne, Butter. Wenn in der Nahrung gar kein Vitamin A enthalten ist, so bleiben die Kinder im Wachstum zurück, zeigen bestimmte Augenkrankheiten und können auch an Rachitis erkranken.

2. Das Vitamin B ist hauptsächlich vorhanden in der Hülle der Getreidesamen, die als Kleie beim Mahlen abgesondert wird; wenn die Nahrung, wie bei den Japanern, hauptsächlich aus geschältem Reis besteht, können Nervenkrankheiten (Beri-Beri) entstehen.

3. Das Vitamin C ist vorhanden in frischem Obst und Gemüse, Zitronen, Orangen, Rüben. Sein Fehlen verursacht Skorbut, eine Krankheit, die beim Säugling Barlow genannt wird.

Der Skorbut ist eine schwere Erkrankung, bei der Blutungen (besonders am Zahnfleisch) auftreten und die während des Krieges, aber auch schon in früheren Zeiten immer dann gehäuft zur Beobachtung kam, wenn ein Mangel an frischen Nahrungsmitteln herrschte. So z. B. in Kriegsgefangenenlagern, Interniertenlagern, auf Schiffen, bei Expeditionen, auch in Spitälern und Kinderheimen zu einer Zeit, wo frisches Gemüse, gute Milch, Obst usw. nicht erhältlich war und man hauptsächlich auf Konservennahrung (Trockenmilch, Kondensmilch, Dörrgemüse usw.) angewiesen war.

Die Barlowsche Krankheit ist der Skorbut der Säuglinge. Sie ist wie der Skorbut des älteren Kindes durch Blutungen gekennzeichnet, die an verschiedenen Körperstellen auftreten können, so z. B. am Zahnfleisch, aber nur dann, wenn bereits Zähne vorhanden sind. Ferner kommen Blutungen vor über den Kniegelenken, die geschwollen und schmerzhaft werden, so daß die Kinder jede überflüssige Bewegung mit ihren Beinen ängstlich vermeiden. Aber auch andersartige Blutungen, so z. B. aus der Blase, aus dem Darm, Augenhöhlenblutungen, kommen im Verlauf der Barlowschen Krankheit vor. Da das C-Vitamin in der frischen Milch, im frischen Gemüse und in Obstarten, wie Zitronen- und Orangensaft enthalten ist, ist es für die Pflege wichtig, aus diesen Substanzen in richtiger Weise antiskorbutische Mittel zu gewinnen.

Zubereitung von antiskorbutischen Vitaminträgern.

Neutralisierter Zitronensaft (nach Dr. Chick). Ausgepreßter Zitronensaft wird im warmen Wasserbad (50⁰ C) angewärmt, dann wird so viel Calcium carbon. langsam eingerührt, daß der Saft nach dem Ausfällen auf Lakmuspapier noch schwach sauer reagiert, aber nicht mehr sauer schmeckt (ungefähr 6 bis 8% Calc. carb.). Nach 10 bis 15 Minuten wird die Masse durch ein Tuch geseiht und durch Papier filtriert. — Zur Herstellung von 10 *g* Zitronensaft wird der Saft einer halben mittelgroßen Zitrone gebraucht.

Orangensaft. Orangen werden ausgepreßt, der Saft mit 20% Zucker versehen.

Apfelsaft. Rohe Äpfel werden geschabt oder auf einem Reibeisen gerieben, in einem Tuch fest ausgedrückt, der Saft mit 20% Zucker gesüßt.

Kirschensaft. Entkernte Kirschen werden in einem Tuch ausgepreßt, der Saft mit 20% Zucker versetzt.

Tomatensaft. Dunkelrote Tomaten (Paradeiser) werden mit 90⁰ heißem Wasser überbrüht, damit sich die Haut leicht abziehen läßt. Die abgehäuteten Früchte werden in dicke Scheiben geschnitten, in einem Tuch ausgepreßt, der Saft mit 20% Zucker versehen.

Kohlsaft. Die dunkelgrünen Kohlblätter werden sauber gewaschen und über siedendem Wasser fünf Minuten lang unzugedeckt gedämpft, dann in Gaze eingeschlagen, in einer Kartoffelpresse fest ausgedrückt und der Milch zugesetzt.

Wrukensaft. Wruken werden geschabt oder auf einem Reibeisen gerieben, in Gaze gehüllt, in einer Kartoffelpresse ausgedrückt und ihr Saft der Milch zugesetzt.

Die Milch.
Chemische Zusammensetzung.

Die Hauptbestandteile der Milch sind außer Wasser: Fett, Eiweißstoffe, Milchzucker und Salze.

	Die Frauenmilch enthält:	Die Kuhmilch enthält:
Eiweiß	1·7%	3·3%
Fett	3·7%	3·7%
Milchzucker	6·7%	5 %
Salze	0·3%	0·7%.

Die Kuhmilch enthält also fast doppelt so viel Eiweiß als die Frauenmilch, weniger Zucker und mehr Salze.

Das Milchfett ist in Form unzähliger Kügelchen von ungleicher Größe vorhanden. Durch den Einfluß des Lichtes und der Wärme treten chemische Veränderungen des Milchfettes ein. Es wird „ranzig" und erhält dadurch einen scharfen, unangenehmen Geruch und Geschmack.

Der Milchzucker schmeckt weniger süß als Rohrzucker und ist im kalten Wasser nur schwer löslich. Durch die sog. Milchsäurebakterien wird er bei 15 bis 35⁰ C sehr schnell zur Milchsäure vergoren. Um die Milchsäurebakterien zu vernichten, wird die Milch „pasteurisiert", d. h. auf 65 bis 70⁰ C erwärmt und dann rasch auf 5 bis 10⁰ C abgekühlt.

Die Salze der Milch sind Verbindungen von Kalium, Natrium, Kalzium und anderen Elementen. Sie spielen eine große Rolle beim Wachstum und bei der Blutbildung des tierischen Körpers.

Als Eiweißkörper der Milch unterscheiden wir: Kasein (Käsestoff) und Albumin (Milcheiweiß).

Den hauptsächlichsten und charakteristischen Eiweißkörper der Milch bildet das Kasein. Dieses befindet sich in der Milch nicht in gelöstem, sondern in gequollenem Zustand. Das Kasein wird durch Labferment „gefällt" und als „Käse" zur Ausscheidung gebracht, d. h. die Milch gerinnt, die übrigbleibende Flüssigkeit wird als „Molke" bezeichnet.

Die Molke enthält noch die zweite Eiweißart, das Albumin, welches durch Kochen der Milch zur Ausscheidung gebracht werden kann, wodurch dann die Haut auf der gekochten Milch entsteht. Das Milchalbumin ist gegenüber dem Kasein in der Milch nur in geringer Menge vorhanden. Eine Ausnahme macht nur die Milch in den ersten Tagen nach der Entbindung, das „Kolostrum", dessen Albumingehalt gewöhnlich viel höher ist.

Die Molke enthält außer dem Albumin die Salze der Milch und den Milchzucker und wird als Futter für Nutztiere, namentlich für Schweine verwendet. Die Molke bildet auch für den Menschen bei bestimmten Krankheiten ein sehr geeignetes Nahrungsmittel (Molkenkuren).

Im Magen, dessen Drüsen das Labferment absondern, erfolgt die Labgerinnung, wobei das Fett der Milch vom Kasein mitgerissen wird.

Die Milch gerinnt außer durch Lab auch noch durch Zusatz von verschiedenen Säuren. Die Säuregerinnung tritt von selbst ein, wenn die Milch bei höherer Temperatur stehengelassen wird; in der Milch entwickelt sich der Milchsäurebazillus, welcher den Milchzucker in Milchsäure umwandelt und dadurch die Milch zur Gerinnung bringt. Unter Yoghurt (Ya-Urt), Bulgarische Sauermilch, verstehen wir eine saure Milch, die sich von der gewöhnlichen sauren

Milch dadurch unterscheidet, daß die Milch zunächst gekocht und erst nach entsprechender Abkühlung mit bestimmten Bakterien geimpft wird. Man überläßt also die Milchzuckergärung bei dieser Milch nicht zufällig in die Milch einfallenden Milchsäurebazillen, sondern bestimmten Bakterien (Maya). Für die Zubereitung des Kefir wird in ähnlicher Weise das Kefirferment („Kefirhefe") verwendet, welches mehrere Mikroben enthält.

Das Fett der Milch wird durch Aufrahmen, Zentrifugieren und Buttern gewonnen.

1. Das Aufrahmen der Milch erfolgt selbsttätig bei ruhigem Stehenlassen der Milch. Die frische Milch rahmt leicht und schnell auf. Die Fettkügelchen steigen, da sie spezifisch leichter sind, in die Höhe und bilden an der Oberfläche eine dicke Schichte. Nach längstens 48 Stunden ist die Abscheidung des Rahms beendet. Der Rahm (Sahne, Obers) besteht aus mit Fettkügelchen angereicherter Milch. Der Fettgehalt schwankt von 10 bis 35%. Was nach dem Abschöpfen des Rahms übrig bleibt, wird abgerahmte oder Magermilch genannt.

Die Magermilch enthält alle Milchbestandteile mit Ausnahme des Fettes. Aus dieser wird das Kasein und der Milchzucker gewonnen.

2. Durch Zentrifugieren der Milch kann das Fett ebenfalls gewonnen werden, was viel schneller geht als das Aufrahmen.

3. Die Butterbereitung erfolgte früher aus dem abgeschöpften Rahm. Durch Schlagen, Stoßen (Butterfässer, Buttermaschinen) fließen die Fettkügelchen zusammen und bilden so die Butter. Die Flüssigkeit (Buttermilch) wird abgegossen. Die Buttermilch ist gewöhnlich sauer und enthält alle Bestandteile der Milch außer Fett. Ihre Zusammensetzung entspricht der Magermilch. Das Kasein ist in ihr in geronnenem, fein zerteiltem Zustand vorhanden. In moderner Weise wird die Butter aus dem zentrifugierten Rahm bereitet. (Süsse Butter.)

In guter, frischer Milch sollen alle Arten von Vitaminen enthalten sein.

Die kondensierte Milch (Kondensmilch) wird auf die Weise hergestellt, daß die Milch im Vakuum bei etwa 50⁰ auf die Hälfte des Volumens eingeengt wird. Wenn man der Milch den ganzen Wassergehalt entzieht, so entsteht „Milchpulver" oder „Trockenmilch".

Es bestehen Verfahren, welche gestatten, die Milch in wenigen Sekunden aus dem flüssigen Zustand in den pulverförmigen überzuführen (Trockenmilch). Hat die Milch von Kühen hergestammt, die sehr sorgfältig mit Grünfutter gefüttert waren, so kann eine auf so rasche Weise getrocknete Milch noch relativ reich an C-Vitamin sein. Rohe Milch kann unter Umständen arm, Trockenmilch reich an C-Vitamin sein. Der Vitamingehalt hängt in diesen Fällen mit der Art der Fütterung innig zusammen.

Bakterien der Milch.

Die frisch gemolkene Milch ist fast bakterienfrei. Sie bildet aber einen vorzüglichen Nährboden für die verschiedensten Bakterien. Diese schweben vielfach in der Luft, sind in der Stallstreu, im Futter, auf der Erde usw. in enormer Menge vorhanden.

Zu den Bakterien der Milch gehören:

1. **die Milchsäurebakterien.** Wie bereits erwähnt, verursachen sie die Gerinnung der Milch, indem sie den Milchzucker in Milchsäure und Kohlensäure zerlegen. Milchsäurebakterien werden in den landwirtschaftlichen Instituten in Reinkulturen künstlich gezüchtet und als Säurewecker zum Ansäuern der Milch verwendet.

2. **Die Erreger der Eiweißfäulnis** zersetzen das Kasein. Sie werden bei 100^0 noch nicht zerstört (erst bei etwa 120^0), da sie Sporen bilden.

3. **Die pathogenen Keime:** Tuberkelbazillen, Typhus-, Ruhrbazillen, Scharlacherreger usw. Pathogene Keime können z. B. dadurch in die Milch gelangen, daß ein tuberkulöser Melker in die Milch hineinhustet, oder daß ein Melker, der Typhus gehabt hat, durch Verunreinigung der Hände Typhusbazillen in die Milch gelangen läßt. Die pathogenen Keime werden beim Sterilisieren der Milch bei 100^0 zerstört.

Gewinnung der Milch.

Milch für Kinder, besonders für Säuglinge, soll nur aus Molkereien bezogen werden, die unter den günstigsten hygienischen Bedingungen betrieben werden. Größte Reinlichkeit der Stallung, der Kühe und der Melker ist Vorbedingung für einen derartigen Betrieb. Vor dem Melken muß sich der Melker sorgfältig die Hände reinigen und das Euter der Kuh muß mit lauwarmem Wasser gewaschen und wieder sorgfältig abgetrocknet werden. Milchkübel, Melkgefäße müssen mit kochendem Wasser gereinigt werden und die Milch muß sofort nach der Gewinnung unterkühlt werden. Die Kühe sollen womöglich mit Tuberkulin geprüft sein, damit nicht etwa Kindermilch von tuberkulösen Kühen bezogen werde. Auch der Melker muß gesund sein; besonders zu achten ist auch bei diesem auf Tuberkulose.

Im Haushalt muß die Milch kühl aufbewahrt werden.

Haltbarmachen der Milch.

1. **Pasteurisieren.** Darunter versteht man das Erwärmen der Milch auf 65 bis 70^0 mit nachfolgendem schnellen Abkühlen. Ein

Teil des C-Vitamins geht hiebei zugrunde, aber nicht so viel wie beim Sterilisieren. Das Pasteurisieren verhindert das vorzeitige Sauerwerden der Milch, da die Milchsäurebazillen abgetötet werden.

2. Aufkochen. Das Aufkochen der Milch leistet ungefähr das gleiche wie das Pasteurisieren. In vielen Haushaltungen ist es üblich, die Milch nach der Lieferung aufzukochen und dann an einen kühlen Ort zu stellen.

3. Sterilisieren. Die Milch wird durch das Kochen um so mehr verändert, je länger die Hitze einwirkt. Bei dem eigentlichen Sterilisieren (wiederholtes „fraktioniertes" Erhitzen bei 100^0 oder Erhitzen unter Überdruck über 100^0) werden alle Keime vernichtet und die Milch ist wirklich „steril". Gleichzeitig werden aber auch die Eiweißkörper und speziell die Vitamine geschädigt.

Die Milch als Nahrungseinheit.

Anstatt der rein physikalischen Kalorie wurde von PIRQUET als physiologische Einheit des Nährwertes die Milch eingeführt. Als theoretisches Maß des Nahrungswertes dient Frauenmilch, von welcher ein Gramm bei der Oxydation im menschlichen Körper eine Wärmemenge von 0·67 Kalorien liefert. Einer solchen Standard-Frauenmilch entspricht die Zusammensetzung von 1·7% Eiweiß, 3·7% Fett und 6·7% Milchzucker. Die durchschnittliche Kuhmilch können wir trotz der Abweichung ihrer chemischen Zusammensetzung mit der Frauenmilch im Nährwert als gleichwertig annehmen, da Eiweiß und Zucker den gleichen Nährwert besitzen. Ein Gramm der Standardmilch wird als metrische Nährwerteinheit angenommen und als Nem (n): Nahrungs-Einheit-Milch bezeichnet. Der Nemwert steht mit dem Gehalt an reinen Kalorien in einem innigen Zusammenhang, indem eine Kalorie gleich ist $1^1/_2$ Nem oder 1 Nem gleich ist $^2/_3$ Kalorien.

Das Nem wird in ähnlicher Weise wie die anderen metrischen Längen-, resp. Gewichts- und Hohlmaße abgewandelt.

10	Nem	= Nährwert von	10 g	Milch	= 1 Dekanem	= 1 Dn
100	,,	=	,,	,,	100 g	,,	= 1 Hektonem = 1 Hn
1000	,,	=	,,	,,	1000 g	,,	= 1 Kilonem = 1 Kn
1000	Kilonem =	,,	,,	1000 kg	,,	= 1 Tonnenem = 1 Tn
0·1	Nem	=	,,	,,	0·1 g	,,	= 1 Decinem = 1 dn
0·01	,,	=	,,	,,	0·01 g	,,	= 1 Centinem = 1 cn
0·001	,,	=	,,	,,	0·001 g	,,	= 1 Millinem = 1 mn

Mit dieser als Grundlage angenommenen Menge von 1 g Milch = 1 Nem werden die verschiedenen Lebensmittel in ihrem Nährwert verglichen. Wenn es z. B. heißt, daß 1 g Zucker = 6 n entspricht, so bedeutet dies soviel, daß 1 g Zucker sechsmal so nahrhaft ist als 1 g Milch, daß diese Zuckermenge 6 g Milch im Nährwert gleichkommt.

Tabelle des Nemgehaltes der Nahrungsmittel.

Nem in 1 Gramm (rund)	Nahrungsmittel eingekauft	in der Küche zubereitet	Hektonem wiegt Gramm
13·3 ($^{40}/_3$)	Rindstalg 0*), Schweineschmalz 0, Öl 0		7·5
12	Butter 0, Margarine 0, Knochenmark 0·5		8·5
10	Speck 0·5		10
9	Nüsse ohne Schalen 1		11
8	Salami 2, Mandeln süß 1		12·5
6·7 ($^{20}/_2$)	Vollmilchpulver 2, Grieben 4, fette Wurst 1, Schokolade 0·5		15
6	Zucker 0, Kakaopulver 1, fetter Käse 3		17
5	Kondensmilch mit Zucker 1, Magermilchpulver 4, Käse mittel 4, Eidotter 2, frisches Fleisch fett 2, Schinken 3, Schellfisch trocken 9, Hülsenfrüchtemehl 2, Getreidemehl 1, Teigwaren trocken 1, Zwieback 1, Reis 1, Honig 0, Sirup 0	Fette Mehlspeisen 1	20
4·5	Gerstengraupen 1, Hafer geschält 1, Hirse geschält 1		22
4	Käse mager trocken 5, Rindfleisch fett 3, Blutwurst 1, Fischeier 4, trockene Hülsenfrüchte 2, Weizenbrot fein 1, trockene Datteln 0·5, Rosinen 0·5		25
3·3 ($^{10}/_3$)	Sahne 1, Zunge 3, Hering mariniert 5, Brot 1, Dörrobst 0·5, Dörrgemüse 0·5—3, trockene Schwämme 3	Marmelade 0 Leichte Mehlspeisen 1	30
3	Sardinen 5, Sprotten geräuchert 4, grobes Brot 1		33

2·5 ($^{10}/_4$)	Topfen 6, frisches Fleisch mittelfett 4, frischer Fisch fett 4, Hering geräuchert, Ei 3, Kastanien 1	Gekochtes mageres Fleisch 6	40
2	Kondensmilch ohne Zucker 2, frisches Fleisch mager 6, Hering frisch 5, frische Leber, Niere 5	Doppelnahrung: Grießbrei 1, Gemüse fett zubereitet; Hülsenfrüchte 2, Spinat 1, Kohl 0·5, Sauerkraut 0·5, Reis 0·5	50
1·5 ($^3/_2$)	Innereien allgemein 5, Pferdefleisch 8, Kalbsbries 9, Kalbshirn 3	Zubereiteter Fisch 8	67
1·25 ($^5/_4$)	Lunge, Blut 7, frischer Fisch mager 8, Kartoffeln 0·5		80
1	Frauenmilch 1, Kuhmilch 2, Schellfisch frisch 7, Gartenerbsen grün 2, Weintrauben 0·5, Zuckerrüben 0·5, Bananen 0·5, Feigen 0·5	Gleichnahrung: Gemüse zubereitet 1, Kartoffeln 0·5, Milchspeise 1, dicke Suppe 1	100
0·67 ($^2/_3$)	Eiklar 9, Sellerie 1, frisches Obst 0·5, Fruchtsäfte 0	Suppe mittel	150
0·5 ($^1/_2$)	Magermilch zentr. 4, Schnittbohnen 2. Mohrrüben 1, Zwiebel frisch 1	Halbnahrung: Dünne Suppe 1	200
0·4 ($^4/_{10}$)	Frischer Spinat 3, Suppengrün 1, Kohl, Blumenkohl 2, Kohlrübe 1, Wruken 1, frische Schwämme 3		250
0·33 ($^3/_{10}$)	Sauerkraut 2		300
0·25 ($^1/_4$)	Spargel 2, Tomaten 2		400
0·2 ($^2/_{10}$)	Kopfsalat 2, Gurken 2		509
·0·1 ($^1/_{10}$)		Fleischbrühe 3	1000

*) Die Zahl neben dem Nahrungsmittel bedeutet den Eiweißwert. 0 ohne Eiweißwert, 0·5 halber Eiweißwert.

Demzufolge entsprechen naturgemäß 3 g Zucker $= 18\,g$ Milch im Nährwert oder sie enthalten 18 n, 5 g Zucker $= 30$ n. Um z. B. umgekehrt den Nährwert von 180 g Milch $= 180$ n nicht in Form von Milch, sondern in Form von Zucker zu verabreichen, muß nur der sechste Teil des Milchgewichtes, d. s. 30 g Zucker, genommen werden. In gleicher Weise werden alle anderen Lebensmittel mit der Milch verglichen und angegeben, um wieviel sie nahrhafter sind als die Milch, bzw. dem wievielten Teil des Milchnährwertes sie entsprechen. So z. B. entspricht 1 g Butter 12 n, 1 g Speck 10 n, 1 g Mehl 5 n, 1 g Schwarzbrot 3 n, 1 g Kopfsalat 0·2 n usw.

Für den praktischen Gebrauch ist der Begriff des Hektonemgewichts der einzelnen Lebensmittel von besonderer Bedeutung. Wir verstehen unter Hektonemgewicht das Gewicht von einem Hektonem der verschiedenen Lebensmittel in Gramm. Wenn z. B. ein Gramm Speck 10 n enthält, so haben 10 g Speck den Wert von 100 n oder von einem Hektonem. Das Hektonemgewicht von Speck ist demnach 10 g. Wir errechnen das Hektonemgewicht, indem wir 100 durch den Nemwert des Nahrungsmittels dividieren: demnach beträgt das Hektonemgewicht für Butter $8\frac{1}{2}\,g$, für Mehl 20 g, für Schwarzbrot 33 g, für Kopfsalat 500 g, für Milch 100 g, für Zucker $16\,^2/_3$ oder abgerundet 17 g.

Nemwert der wichtigsten Nahrungsmittel.

Die Tabelle (siehe S. 10 und 11) gibt die Vergleichszahlen der wichtigsten Nahrungsmittel an, wobei dieselben in zwei Hauptgruppen eingeteilt erscheinen, nämlich in „eingekaufte und in der Küche zubereitete". Die Zahlenkolonne links gibt den abgerundeten Nemwert an, diejenige rechts das Hektonemgewicht; gleichwertige Nahrungsmittel erscheinen in derselben Gruppe zusammengefaßt.

Die Milch kann zufolge ungleichen Fettgehaltes im Nährwert schwanken. Durch Zuckerzusatz bei zu niedrigem Fettgehalt und Wasserzusatz bei einem zu hohen Fettgehalt läßt sich entsprechend der folgenden Tabelle, eine „Normalmilch", herstellen.

Korrektur der Milch auf den Wert von 1000 n in 1000 cm^3.

Gefundener Fettgehalt	Zusatz pro Liter: cm^3 50% Zuckerlösung	Gefundener Fettgehalt	Zusatz pro Liter: cm^3 50% Zuckerlösung
2·5	43	3·0	21
2·6	39	3·1	16
2·7	34	3·2	12
2·8	30	3·3	7
2·9	25	3·4	—

Gefundener Fettgehalt	Zusatz pro Liter: cm^3 Wasser	Gefundener Fettgehalt	Zusatz pro Liter: cm^3 Wasser
3·5	—	4·3	110
3·6	—	4·4	130
3·7	30	4·5	140
3·8	50	4·6	150
3·9	60	4·7	170
4·0	70	4·8	180
4·1	90	4·9	190
4·2	100	5·0	210

Der Nährwert zusammengesetzter Speisen kann naturgemäß bei gleicher Benennung ganz außerordentlich schwanken, je nach Art und Menge der verwendeten Einzelbestandteile. Ein Krautgemüse kann z. B. in einem Falle als fast wertlose, wässerige Speise mit nur sehr geringem Nährwert verabreicht werden, im anderen Fall als wertvolle Nahrung, wenn sie in Form von „Einbrenn" größere Mengen Mehl und Fett enthält. Anderseits kann der Nährwert trotz verschiedener Zubereitung einer Speise stets der gleiche sein, wie die folgenden Beispiele zeigen, wobei ein Spinatgemüse, mit verschiedenen Ingredienzien zubereitet, in jedem Fall dem Nährwert von 1 Hn gleichkommt.

$$
\begin{array}{lll}
70\,g\ \text{Spinat} = 28\ \text{n} & 70\,g\ \text{Spinat} = 28\ \text{n} & 70\,g\ \text{Spinat} = 28\ \text{n} \\
72\,g\ \text{Milch}\ = 72\ \text{n} & 2\,g\ \text{Fett}\ \ = 27\ \text{n} & 5\,g\ \text{Mehl}\ \ = 25\ \text{n} \\
& 9\,g\ \text{Mehl}\ = 45\ \text{n} & 3^1/_2\,g\ \text{Fett}\ = 47\ \text{n} \\
\hline
100\ \text{n} & 100\ \text{n} & 100\ \text{n.}
\end{array}
$$

Konzentration der Speisen.

Der Säugling erhält seine Nahrung in Form von Muttermilch, die in einem Gramm ein Nem enthält. Jedes Nahrungsgemisch, das ebenfalls in einem Gramm ein Nem enthält, also die gleiche Nährwertkonzentration zeigt wie die Frauenmilch, nennen wir eine Gleichnahrung. Eine Milch, welche mit der gleichen Menge Wasser verdünnt ist, enthält in 2 g nur 1 n, also die Hälfte des Nahrungswertes einer Normalmilch; wir nennen eine solche Milchverdünnung „Halbnahrung". Anderseits heißt ein Nahrungsgemisch, das in einem Gramm 2 n enthält, Doppelnahrung.

Im allgemeinen verstehen wir unter einer konzentrierten Nahrung eine Speise oder Speisenfolge, welche in derselben Gewichtseinheit mehr Nährwerteinheiten (n) enthält als die Milch. Die Anwendung einer konzentrierten Ernährung spielt eine wichtige Rolle bei der Ernährung des Säuglings. Eine solche „konzentrierte Ernährung" kommt überall dort in Betracht, wo es aus irgend einem Grund nicht möglich ist, genügende Nahrungsquantitäten in der gewöhnlichen Mischung zuzuführen, so z. B. bei schwächlichen Säuglingen, Neugeborenen und frühgeborenen Kindern mit herabgesetztem Appetit, bei verschiedenartigen Ernährungsstörungen oder, wenn es sich darum handelt, sehr große Nährwertmengen einem Kinde zuzuführen.

In einfachster Weise können wir die Milch durch Zuckerzusatz konzentrieren. $100\,g$ Milch $+ 17\,g$ Zucker, auf $100\,g$ eingekocht, entsprechen bei einem Volumen von $100\,g$ dem Nährwert von 2 Hn. Wir sprechen von einer doppelt konzentrierten Milch (Dubo). Eine Milchspeise von der Zusammensetzung

$$
\begin{array}{lr}
112\,g\ \text{Milch} \dots\dots\dots\dots & 112\ \text{n} \\
8\,g\ \text{Grieß} \dots\dots\dots\dots & 40\ \text{n} \\
8\,g\ \text{Zucker} \dots\dots\dots\dots & 48\ \text{n} \\
\hline
\text{auf } 100\,g\ \text{eingekocht} \dots\dots\dots & 200\ \text{n,}
\end{array}
$$

entspricht ebenfalls einer doppelt konzentrierten Nahrung, da $100\ ccm$ dieser Speise den Nährwert von $200\ \text{n} = 2$ Hn enthalten. Für den praktischen Gebrauch erscheint es wichtig, über die Art der Zubereitung der Speisen orientiert und insbesondere darüber im Klaren zu sein, wie die fertige Speise beschaffen ist, welche Konzentration (Hektonemgewicht) sie hat. Die Menge der verwendeten Einzelbestandteile gibt darüber naturgemäß keinen genügenden Aufschluß, da bei der Zubereitung der Speisen (Kochen, Braten, Rösten usw.) je nach der erforderlichen Wassermenge das Volumen wesentlich beeinflußt wird.

Ernährung des gesunden Kindes.
Nahrungsbedarf.

Die Distanz zwischen dem Scheitel und der Sitzfläche eines aufrecht sitzenden Menschen, die „Sitzhöhe" ist ein lineares Körpermaß, das in einfacher Weise für die Berechnung des Nahrungsbedarfes verwendet werden kann. Die Länge des Darmes steht nämlich in einer annähernden Beziehung zur Größe der Sitzhöhe, und zwar derart, daß die Darmlänge ungefähr gleich ist der zehnfachen Sitzhöhe. Die Nahrungsaufnahme wird naturgemäß in einer innigen Abhängigkeit stehen zu der Fläche des Darmes. Wenn wir die Breite des Darmes mit einem Zehntel der Sitzhöhe annehmen, so sind wir imstande, die Oberfläche des Darmes zu berechnen, welche uns ein Bild der resorbierenden „Ernährungsfläche" darstellt, indem wir die Länge mit der Breite multiplizieren.

Hiebei erhalten wir $10\ \text{Si} \times \dfrac{\text{Si}}{10} = \text{Si}^2$ (Siqua).

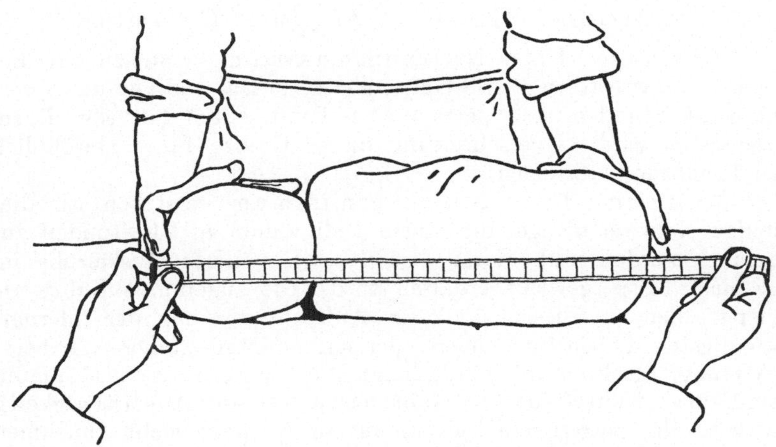

Abb. 1. Messung der Sitzhöhe bei einem Säugling.

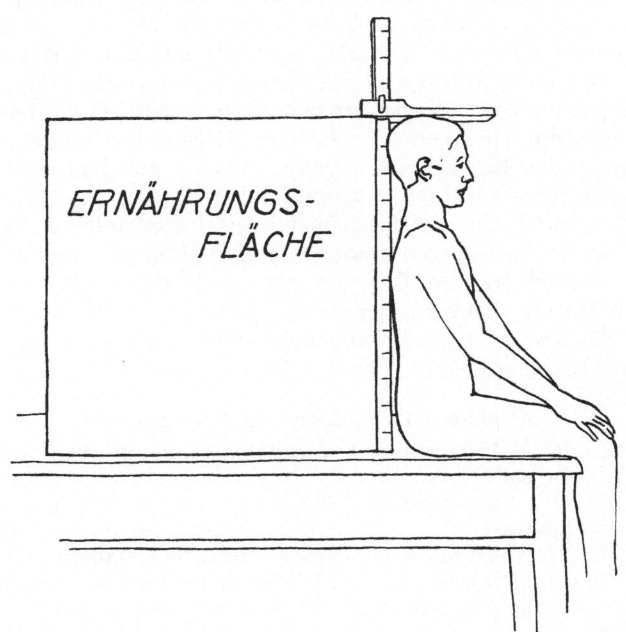

Abb. 2. Sitzhöhe beim Kinde. Darstellung der Ernährungsfläche.

Bevor wir auf die Berechnung des Nahrungsbedarfes eingehen, wollen wir uns vier Begriffe klar machen, mit denen wir bei der Ernährung des Kindes immer wieder zu tun haben.

Maximum, Minimum, Aequum, Optimum.

Maximum. Unter **Nahrungsmaximum** verstehen wir diejenige Nährwertmenge, die von einem gesunden Individuum innerhalb 24 Stunden resorbiert werden kann, ohne daß sein Darm überlastet wird. Überschreitung dieser Grenze führt gewöhnlich zu Ernährungsstörungen.

Minimum. Unter **Nahrungsminimum** verstehen wir diejenige Nährwertmenge, die einem Individuum in 24 Stunden zugeführt werden muß, damit dasselbe bei völliger Muskelruhe im gleichen Körpergewicht erhalten wird. Die zugeführte Nährwertmenge dient in diesem Fall zur Aufrechterhaltung der allernotwendigsten Lebensfunktionen, der sogenannten „inneren Arbeit" (Atmung, Blutkreislauf, Verdauung). Wird weniger als das Minimum an Nährwert zugeführt (bei Nahrungsmangel oder Appetitlosigkeit), so wird das betreffende Individuum an Körpergewicht abnehmen müssen, wobei es aus dem eigenen Körpergewebe entstammende Teile (Fett, Muskel) einschmelzen wird, um den Entgang an zugeführter Nahrung auf diese Weise zu decken. Die Distanz zwischen diesen beiden Größen — zwischen dem Minimum und Maximum — nennen wir **Ernährungsbreite oder Toleranzbreite**.

Aequum. Unter **Nahrungsaequum** verstehen wir jene Nährwertmenge, die wir einem Menschen in 24 Stunden bei **gewohnter** Betätigung des Körpers (Bewegung, Arbeit) zur **Erhaltung des** Körpergewichtes zuführen müssen.

Auf Grund der ausführlichen Zusammenstellung von verschiedenen Beobachtungen wissen wir, daß Männer ohne körperliche Arbeit etwa 35 Hn pro Tag verzehren, solche bei mittlerer Arbeit etwa 45 Hn und bei schwerer Arbeit mehr als 55 Hn pro Tag. Der Bedarf der Frauen liegt im allgemeinen bei gleicher Beschäftigung um etwa 10 Hn tiefer als der der Männer.

Aequum bei verschiedenen Altersgruppen.

10 Hn (I. Nahrungsklasse) Säuglinge, anfangs von geringeren Mengen ansteigend.

15 Hn (I. a Nahrungsklasse) Säuglinge von 8 Monaten bis Mitte des 2. Lebensjahres.

20 Hn (II. Nahrungsklasse) Kinder von 2 bis 3 Jahren.

25 Hn (II. a Nahrungsklasse) Kinder von 4 bis 7 Jahren, Frau mit sitzender Lebensweise, ohne Arbeit, ohne Spazierengehen.

30 Hn (III. Nahrungsklasse) Kinder von 7 bis 12 Jahren, Frau mit sitzender Lebensweise und leichter häuslicher Arbeit.

35 Hn (III. a Nahrungsklasse) Mädchen vom 12. Jahre bis zum Abschluß der Pubertät, Knaben vom 12. bis 14. Jahr, Frau mit stehender leichter Beschäftigung oder sitzender Beschäftigung mit körperlicher Arbeit. Mann mit sitzender Beschäftigung ohne körperliche Arbeit.

40 Hn (IV. Nahrungsklasse) Knaben vom 15. Jahr bis zum Abschluß der Pubertät, Frau mit stehender Beschäftigung und körperlicher Arbeit, Mann mit stehender Beschäftigung ohne körperliche Arbeit oder sitzender Beschäftigung mit körperlicher Arbeit.

45 Hn (IV. a Nahrungsklasse) Mann mit stehender Beschäftigung und körperlicher Arbeit.

50 und mehr Hn (V. Nahrungsklasse) Mann mit schwerer Arbeit.

Optimum. Unter Nahrungsoptimum verstehen wir diejenige Nährwertmenge, die wir einem Individuum verordnen unter Berücksichtigung und richtiger Einschätzung seiner individuellen Betätigung, seiner täglichen Arbeitsleistung, des Wachstums und der wünschenswerten Veränderung im Körpergewicht. Während wir das Nahrungsminimum und Nahrungsmaximum für dasselbe Individuum als ziemlich scharfe und feststehende Größen ansehen können, hängt das Nahrungsoptimum von verschiedenen Umständen ab: Es kann z. B. bei schwerer Erkrankung bis an das Minimum herunterreichen, bei demselben Kinde aber in gesunden Tagen, wenn das Kind lebhaft ist, in einer starken Wachstumsperiode sich befindet, körperlich sich sehr betätigt und viel Bewegung macht, fast dem Maximum gleichkommen.

Das sorgfältige Studium der spontan aufgenommenen Nährwertmengen und der Vergleich mit dem Sitzhöhequadrat hat ergeben, daß das Nahrungsmaximum, also diejenige Nahrungsmenge, die der Darmkanal in 24 Stunden eben noch verträgt, ohne Schaden zu leiden, im Nemwert ausgedrückt, 1 n pro Quadratzentimeter Ernährungsfläche beträgt, oder mit anderen Worten: Das Nahrungsmaximum beträgt soviel Nem, als die Ernährungsfläche Quadratzentimeter besitzt. Da nun die Ernährungsfläche soviel Quadratzentimeter beträgt, als das Quadrat der Sitzhöhe (Siqua) ausmacht, so ist das Maximum gleich Si^2 mal n. Das Maximum der Tagesnahrung bei einem Säugling von 40 cm Sitzhöhe würde 1600 n betragen. Bei einem Erwachsenen von 80 cm Sitzhöhe 6400 n oder 6400 g Milch, bzw. andere Nahrungsmittel, die dem Nährwert von 6400 n gleichkommen. Wir können sagen, das Maximum ist gleich 1 Nem mal Sitzhöhequadrat, oder ein Nemsiqua. Statt 1 n pro Quadratzentimeter Siqua setzen wir 10/10 Siqua oder 10 Dezinemsiqua. Das Maximum ist gleich 10 Dezinemsiqua.

Das Minimum beträgt ungefähr drei Zehntel des Nahrungsmaximums oder 3 Dezinemsiqua. Das Aequum entspricht bei Kindern meistens 5 Dezinemsiqua.

Das Optimum stellt nun, wie schon oben ausgeführt, keine so scharfe Zahl dar wie Minimum und Maximum und muß bei verschiedenen Lebensaltern und bei verschiedener Beschäftigung in seiner Größe sehr wechseln. Für Kinder berechnen wir das Nahrungsoptimum auf die Weise, daß wir zum Nahrungsminimum für die einzelnen Funktionen des Kindes Zuschläge geben, im Ausmaß von je 1 Dezinemsiqua, und zwar

$$\begin{array}{lll}
\text{für Wachstum} & 1 & \text{decinemsiqua (dnsq)} \\
\text{,, Fettansatz} & 1 & \text{,,} \\
\text{,, Sitzen} & 1 & \text{,,} \\
\text{,, Stehen} & 1 & \text{,,} \\
\text{,, Laufen} & 1 & \text{,,}
\end{array}$$

dnsq	Maximum	dnsq	Maximum	dnsq	Maximum
10		10		10	
9		9		9	Verschieden
8		8		8	schwere körperliche
7		7	Laufen (Spielen)	7	Arbeit
6	Bewegung	6	Stehen	6	
5	Fettansatz	5	Sitzen	5	Stehen
4	Wachstum	4	Wachstum	4	Sitzen
3		3		3	
2	Innere Arbeit	2	Innere Arbeit	2	Innere Arbeit
1		1		1	
Erstes Säuglingsalter		Gesundes Kind jenseits des Säuglingsalters		Erwachsener Mann	

Es kann nun nach dem bisher Ausgeführten keine Schwierigkeiten machen, die für 24 Stunden erforderliche Nahrungsmenge auszurechnen. Ein dreimonatliches Kind bekäme als Optimum folgende Nahrungsmenge:

$$\begin{array}{lll}
\text{Minimum} \ldots\ldots\ldots\ldots\ldots\ldots & 3 & \text{dnsq} \\
\text{Zuschlag für Wachstum} \ldots\ldots & 1 & \text{,,} \\
\text{,,} \quad\text{,, Fettansatz} \ldots\ldots & 1 & \text{,,} \\
\text{,,} \quad\text{,, Bewegung} \ldots\ldots\ldots & 1 & \text{,,} \\
\hline
\text{Summe} \ldots\ldots & 6 & \text{dnsq}
\end{array}$$

Ende des 2. Lebensjahres:

Minimum .... 3 dnsq
Zuschlag für Wachstum...... 1   ,,
Sitzen, Stehen, Laufen........ 3   ,,
Summe ...... 7 dnsq

Bei gesunden Erwachsenen fällt der Zuschlag für Wachstum weg, ebenso der Zuschlag für Fettansatz. Das Optimum ist bei ihnen gleich dem Erhaltungsbedarf, dem Aequum. Wenn ein Erwachsener aufgefüttert werden soll, erhält er einen Zuschlag für Fettansatz, soll er abmagern, machen wir einen Abzug, dann ist eben das Optimum kleiner als das Äquum.

Eiweißoptimum.

Die in der Nemtabelle neben den Lebensmitteln angeführten Zahlen geben die sogenannte Eiweißwertigkeit an. Da $1\,g$ chemisch reines, ausgenütztes Eiweiß im Nährwert sechsmal so hoch steht als die Frauenmilch, entspricht dasselbe dem Nährwert von 6 n. In $100\,g$ Frauenmilch $= 100$ n sind demnach $1\,.\,7 \times 6 = $ rund $10\,n = 1$ Dn Eiweiß enthalten; mit anderen Worten, 10% des Nemgehaltes der Frauenmilch sind in Form von Eiweißnem vorhanden.

Wenn also neben Frauenmilch 1 steht, so soll dies besagen, daß in 1 Hn Frauenmilch ein Dekanem (1 Dn) Eiweiß enthalten ist. Wir sagen: Die Frauenmilch ist in Bezug auf das Eiweiß „einwertig". Kartoffel sind „halbwertig", weil sie nur 5 n Eiweiß, ein halbes Dekanem im Hn enthalten, Kuhmilch ist zweiwertig, mageres Fischfleisch achtwertig.

Die Frage nach der Größe der täglich in unserer Nahrung unbedingt zuzuführenden Eiweißmenge, des sogenannten Eiweißminimums, wurde sehr viel erörtert. Wir stehen auf dem Standpunkt, daß es praktisch ist, die notwendige Eiweißmenge aus dem Verhältnis zur Gesamtnahrung zu erschließen. Die Quantität der erforderlichen Eiweißmenge erschließen wir aus dem Eiweißgehalt einer normal zusammengesetzten Frauenmilch. Wir wissen, daß die Frauenmilch als das für den Säugling im ersten Halbjahr zweckentsprechendste Nahrungsmittel allen Anforderungen zu einer Zeit entspricht, wo der Aufbau des kindlichen Organismus mit einer Raschheit und mit einer Intensität erfolgt, wie niemals mehr im späteren Leben wieder. Verdoppelt doch der Säugling sein Körpergewicht während der ersten sechs Monate! Wenn dieser ungeheuren Aufgabe der Aufbautätigkeit die Frauenmilch als

2*

einziges Nahrungsmittel genügt, dann müssen wir wohl schließen, daß in der Frauenmilch auch diejenigen Stoffe, die wir als Baustoffe bezeichnen, in der genügenden Quantität vorhanden sind. Wenn wir nun annehmen, daß das Eiweiß in der Frauenmilch in keinem Überschuß, sondern gerade in einer entsprechenden Quantität vorhanden ist, so werden wir sicherlich keinen Fehlschluß machen.

Das Verhältnis von Eiweiß zum Gesamtnährwert in der menschlichen Milch ist 1 : 10 (10%), in der Kuhmilch 2 : 10 (20%). 10% vom Gesamtnährwerte im Eiweiß nehmen wir als Eiweißminimum an. Die Quantität von 10% soll nicht unterschritten werden. Das Optimum liegt zwischen 10% und 20%. Mehr als 20% des Nährwertes (Eiweißmaximum) zuzuführen, ist unzweckmäßig, unökonomisch, unter Umständen auch gesundheitsschädlich.

Größe der Einzelmahlzeiten.

Während des Säuglingsalters wird bei jeder Einzelmahlzeit der gleiche Nährwert verabreicht, und zwar derart, daß wir trachten, von allem Anfang an die Kinder an eine regelmäßige Einnahme der Mahlzeiten zu gewöhnen. Die Intervalle sollen während des Kindesalters zwischen den einzelnen Mahlzeiten drei Stunden betragen. Wir beginnen schematisch mit acht Mahlzeiten in 24 Stunden und

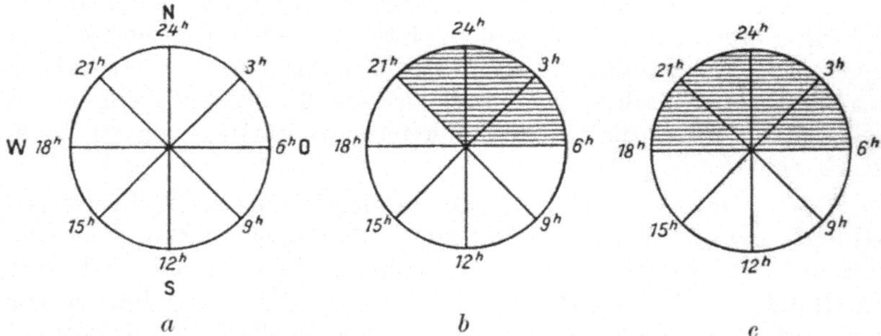

Abb. 3. *a)* Kompaßuhr zur Bestimmung der Tageszeiten für die einzelnen Mahlzeiten; *b)* 6 Mahlzeiten täglich; *c)* 5 Mahlzeiten täglich. Die schraffierten Flächen bedeuten die Ernährungspausen in den Nachtstunden.

zwar um 3, 6, 9, 12, 15, 18, 21 und 24 Uhr. Wir lassen aber bei der praktischen Durchführung der Ernährung die Mitternachtsmahlzeit bei kräftigen Kindern gleich aus, haben also in den ersten Lebenswochen sieben Mahlzeiten, und gehen durch Auslassen der Mahlzeit um 3 Uhr Früh möglichst bald zu sechs Mahlzeiten, mit einer längeren Nahrungspause in der Nacht, über. Wenn wir demnach bei einem ein Monat alten Kinde die erste Mahlzeit um 6 Uhr Früh verabreichen, so sollen die folgenden um 9, 12, 15, 18 und 21 Uhr gegeben werden. Die Gewöhnung des Säuglings an Pünktlichkeit, die richtige Bemessung der Einzelmahlzeiten nach ihrer Größe bildet den sichersten Schutz zur Verhütung einer Ernährungsstörung.

Am Beginn des zweiten Lebensjahres wird die Zahl der Mahlzeiten durch Weglassung der Mahlzeit um 21 Uhr Abends von sechs auf fünf reduziert; diese Mahlzeiten werden ebenfalls in dreistündigen Intervallen verabreicht, so daß eine zwölfstündige Nachtpause resultiert. Falls die erste Mahlzeit statt um 6 Uhr um 7 Uhr Früh verabreicht wird, fallen die nächsten auf folgende Zeiten: Vormittagsmahlzeit 10 Uhr, Mittagessen 13 Uhr, Nachmittagsmahlzeit 16 Uhr, Abendmahlzeit 19 Uhr. Während wir bei Säuglingen die Größe der Einzelmahlzeiten im Nährwert gleich verabreichen, differenzieren wir bei größeren Kindern derart, daß wir die Vormittags- und Nachmittagsmahlzeit als Nebenmahlzeiten im Nährwert klein gestalten, während die Früh-, Mittags- und Abendmahlzeit als Hauptmahlzeiten im Nährwert erhöht werden. Bisher hat man bei uns auf die Frühmahlzeit als auf eine nebensächliche Mahlzeit wenig Gewicht gelegt, so daß die Kinder oft vom Abend des Vortages bis zum Mittag des nächsten Tages nur ganz unzulängliche Nährwertmengen zugeführt erhielten. Nach englischem Muster hat es sich als praktisch erwiesen, daß die Frühmahlzeit, das „Morgenessen", als eine Hauptmahlzeit betrachtet werden soll, welche denselben Nährwert zu enthalten hat wie die Mittags- oder Abendmahlzeit.

Wir gehen nun bei der Errechnung der täglichen optimalen Tagesnährwertmengen derart vor, daß wir für die Vormittags- und Nachmittagsmahlzeit insgesamt 5 Hn in Abzug bringen (3 Hn und 2 Hn oder umgekehrt) und die verbleibende Hektonemzahl in drei gleiche oder annähernd gleiche Teile auf die Früh-, Mittags- und Abendmahlzeit aufteilen. Hätte demnach ein Kind im Tag 25 Hn zu bekommen, so wäre die Größe der Einzelmahlzeiten: Früh 6 Hn, Vormittag 3 Hn, Mittag 7 Hn, Nachmittag 2 Hn, Abend 7 Hn. Das umstehende Schema eignet sich sehr gut für die schriftliche Aufzeichnung einer ganzen Tagesdiät. Links sind die Tageszeiten für die einzelnen Mahlzeiten verzeichnet, in der nächsten Kolonne die Anzahl Hektonem für jede Mahlzeit, sodann in den einzelnen Kästchen des Mittelfeldes je 1 Hn entsprechend seinem Hektonemgewicht. Bei einer wünschenswert zusammengesetzten Diät muß auch der Eiweißgehalt berücksichtigt werden; er soll, wie bereits erwähnt, mindestens 10% und höchstens 20% des gesamten Nährwertes betragen. Es wird zu diesem Zweck

Hn	Dekanem Eiweiß im Vergleich zur Frauenmilch								Eiweiß Dn +−
6h — 5	$+1$ 100 g Kuhmilch	$+1$ 100 g	-1 17 g Zucker	$+2$ 1 Ei =40 g	0 25 g Weiß- brot				$+3$
9h — 3	-1 8½ g Butter	0 30 g Misch- brot	$-\frac{1}{2}$ 150 g Obst						$-1\frac{1}{2}$
12h — 5	0 100 g Suppe	$+5$ 40 g Fleisch	0 100 g Ge- müse	0 20 g Mehl- speise	0 25 g Weiß- brot				$+5$
15h — 2	$+1$ 100 g Kuh- milch	-1 17 g Zucker							0
18h — 5	0 25 g Weißbrot	0 25 g	-1 8½ g Butter	-1 8½ g	$+2$ 1 Ei =40 g				0
20	Schema für Eintragung der Nahrung von Einzelpersonen								$+6\frac{1}{2}$

Summe der Hn.

Summe der Plus- u. Minuszahlen für die Eiweißberechnung

bei jedem Kästchen, das eine Speise im Nährwert von 1 Hn enthält, der Vergleich des Eiweißgehaltes mit dem der Frauenmilch angestellt und in Ziffern darübergeschrieben, wieviel Dn Eiweiß mehr oder weniger in 1 Hn der betreffenden Speise enthalten sind, als in der Frauenmilch. Da z. B. 1 Hn (= 100 g) Kuhmilch 2 Dn Eiweiß enthält, würden wir bei Verordnung von 1 Hn Kuhmilch + 1 (1 Dn mehr als in der Frauenmilch) darüberschreiben. Bei Zucker — 1, bei Ei + 2 usw. In der letzten Kolonne wird die Summe aller Zahlen, die sich auf die Eiweißwertigkeit beziehen, gezogen und auf diese Weise der Eiweißgehalt der ganzen Tagesdiät errechnet. Wenn wir hier bei der Eiweißberechnung die Zahl + 6½ erhalten, so besagt dies, daß in der ganzen Tagesnahrung von 20 Hn außer den 20 Dn, welche 10% Eiweiß entsprechen würden, noch weitere 6½ Dn Eiweiß enthalten sind, also im ganzen 26½ Dekanen in Form von Eiweiß vorhanden sind; das ist innerhalb der gewünschten Grenze von 10 bis 20%, oder in diesem Falle 20 bis 40 Dn Eiweiß.

Nahrungsklassen.

Bei der praktischen Durchführung der Verabreichung der errechneten erforderlichen Nährwertmenge pflegen wir in der Regel so vorzugehen, daß wir die resultierenden Hektonemzahlen von

5 zu 5 Hn nach oben oder nach unten abrunden. Wenn wir bei einem Kinde z. B. als optimal errechneten Nahrungsbedarf den Nährwert von 39 Hn erhalten, würden wir das Kind mit 40 Hn in die vierte Nahrungsklasse einreihen. Ein Kind mit 37 Hn Nahrungsbedarf würde mit 35 Hn in die III a-Nahrungsklasse eingereiht werden. Die Einteilung in Nahrungsklassen hat überall dort eine große Bedeutung, wo Kinder in größeren Gemeinschaften ausgespeist werden, in Anstalten, Heimen, bei Massenspeisungen jeglicher Art. Bei derartigen Ausspeisungen sollen die Kinder bei den Mahlzeiten nach den Nahrungsklassen geordnet beisammensitzen und die ihnen gebührende Portionengröße zugeteilt erhalten. Auf diese Weise läßt sich leicht feststellen, ob die Kinder die ihrem Nahrungsbedarf entsprechende Mahlzeit tatsächlich aufessen. Bei dieser Art der Zuteilung der Speisen ist auch eine gute Sicherheit geboten, daß man dem Kind nicht zu wenig und nicht zu viel zumutet, wie dies nach einer nur dem Gefühl nach geregelten Portionierung der Speisen leicht geschehen kann. Die Klassenunterschiede bei Kindern mit einem verschieden hohen Nahrungsbedarf zeigen sich bei den drei Hauptmahlzeiten; Vormittags- und Nachmittagsmahlzeiten werden gleich gestaltet.

Größe der Einzelmahlzeiten für Kinder.

Vom zweiten Lebensjahre an fünf Mahlzeiten. Früh-, Mittag- und Abendmahlzeit im Nährwerte gleich, vor- und nachmittags je eine kleine Mahlzeit mit 2, bezw. 3 Hn Nährwert.

Kinder der Nahrungsklasse	erhalten Hektonem					
	morgens	vorm.	mittags	nachm.	abends	Summe
Klasse I	2	2	2	2	2	10
„ I a	3	3	4	2	3	15
„ II	5	3	5	2	5	20
„ II a	7	3	7	2	6	25
„ III	8	3	9	2	8	30
„ III a	10	3	10	2	10	35
„ IV	12	3	12	2	11	40
„ IV a	13	3	14	2	13	45

Schema für die Speisenanforderung in einem
Kinderheim:

Nahrungsklasse:	II	II a	III	III a	IV	IV a	V	Summe Hn
Anzahl der Kinder:	10	20	20	20	10	10	10	100
I. Frühstück: Kaffee	3	5	5	6	8	8	8	590 Hn
I. Frühstück: Brot	1	1	2	2	2	3	4	200 ,,
I. Frühstück: Fett	1	1	2	2	2	3	3	190 ,,
II. Frühstück: Milch	2	2	2	2	2	2	2	200 ,,
II. Frühstück: Brot	1	1	1	1	1	1	1	100 ,,
Mit a: Suppe	1	1	1	2	2	2	3	160 .,
Mit a: Fleisch	1	1	1	1	2	2	3	140 ,,
Mit a: Gemüse	1	2	3	3	3	3	3	260 ,,
Mit a: Mehlspeise	2	3	3	4	5	6	6	390 ,,
Jause: Milch	1	1	1	1	1	1	1	100 ,,
Jause: Brot	1	1	1	1	1	1	1	100 ,,
Abend: x	5	6	8	10	11	13	15	920 ,.
Summe der Tages-Hn:	20	25	30	35	40	45	50	3350 Hn

Die Abteilung fordert für diesen Tag von der Küche 3350 Hn
an. Die Küche meldet der Abteilung bei der Abgabe der einzelnen
Mahlzeiten das Hektonemgewicht. Die Verteilung geschieht nach
dem Schema.

Nährwertbedarf der schwangeren und stillenden Frau.

Innerhalb der neun Schwangerschaftsmonate erreicht die
Frucht bei normaler Entwicklung ein Gewicht von rund 3000 g.
Das Wachstum des Kindes ist in den ersten Fötalmonaten nach der
Länge sehr bedeutend, aber nach dem Gewichte gering. Die Ge-
wichtszunahme des Kindes erfolgt vornehmlich in den
letzten Schwangerschaftsmonaten.

Wir rechnen während der Schwangerschaft eine Zulage von 1 Dezinemsiqua, analog der Zulage für Sitzen, Stehen oder Wachstum.

Nach der Geburt erfolgt bei der stillenden Frau eine Sekretion von Milch, die von 400 bis 500 g täglich allmählich bis gegen 1000 g beträgt. Diese Milchabgabe der Mutter bedeutet einen Verlust an Nährsubstanzen und muß durch die Nahrung ersetzt werden. Zum Grundbedarf kommt die Zulage für die Produktion der Milch, die größer sein muß als die abgegebene Milchmenge, da für die Arbeit der Milcherzeugung ein Plus zur tatsächlich erzeugten Milchmenge hinzukommen muß. Die Berechnung der Nährwertzulage ergab, daß zur Lieferung von 1000 g Milch ein Nährwert von 1500 g Milch nötig ist. 500 n gehen bei der Umwandlung in Milch verloren. Um diese Zulage von 1500 n zu sich zu nehmen, kann die Mutter z. B. aus

<pre>
 55 g Mehl . . . . 275 n
 17 ,, Zucker . . . . 100 n
100 ,, Milch . . . . 100 n
</pre>

ein Milchbrot bereiten, ferner 500 g Milch (500 n) und 20 g Zucker (120 n) zu sich nehmen und den Rest durch eine Milchspeise aus 260 g Milch (260 n), 15 g Grieß (75 n), 12 g Zucker (70 n) decken. Wenn eine Frau mit sitzender Beschäftigung z. B. 30 Hn täglich Nahrungsbedarf hätte, so müßte sie, um einen Liter Milch zu erzeugen, noch die Hälfte ihres eigenen Nahrungsbedarfs, d. i. 15 Hn mehr zu sich nehmen. Als populäre Regel kann man sagen, die Frau soll von allen Speisen als Nahrung für sich so viel essen, als sie bisher zu essen gewohnt war, und von jeder Speise außerdem die Hälfte mehr für das Kind.

In bezug auf die Qualität der Speisen sind keine besonderen Vorschriften für die stillende Frau nötig. Man wird ihr alle jene Nahrungsmittel erlauben, die normalerweise vom gesunden Menschen verzehrt werden.

Rechenbeispiele.

1. Hat ein bettlägeriger Mann mit 90 cm Sitzhöhe genug mit täglich 6 Eiern und 2½ l Milch?

Optimum = 4 Dezinemsiqua = 32 Hn; 2½ l Milch = 25 Hn, 6 Eier = 6 Hn. Summe: 31 Hn.

Es fehlt noch 1 Hn. Es würden z. B. 17 g Zucker das Fehlende ersetzen.

2. Ein zehnjähriger Knabe mit 70 cm Sitzhöhe erhält täglich 600 g Milch = 600 n, 30 g Butter = 360 n, 180 g Brot = 600 n, 100 g gekochtes Fleisch = 250 n, 200 g Kartoffeln = 250 n, 5 g Fett = 67 n, 150 g frisches Obst = 100 n. Er erhält zusammen 2227 n.

Genügt dies? — Nahrungsbedarf $\frac{7}{10}$ vom Maximum = 4900 × $\frac{7}{10}$ = 3430 n. Es fehlen noch zirka 12 Hn.

3. Wieviel Schwarzbrot müßte ein Mann mit sitzender Beschäftigung essen, ohne an Gewicht abzunehmen? (Andere Lebensmittel fehlen.)

Nahrungsbedarf 35 Hn. 1 Hn Schwarzbrot = 30 g, 35 Hn = 35 × 30 = 1050 g.

4. Drei Knaben im Alter von 13 Jahren wollen eine Landpartie für zwei Tage unternehmen und die nötigen Lebensmittel in Form von Brot, Hartkäse, Schokolade mitnehmen. Wieviel wiegen die Lebensmittel? Sitzhöhe 72 cm.

Täglicher Nahrungsbedarf 36 Hn, für drei Knaben in zwei Tagen 216 Hn = 21·6 Kn.

10 Kn Weißbrot = 2½ kg, 5 Kn Hartkäse = 1250 g, 6·6 Kn Schokolade = 990 g, Gesamtgewicht der Lebensmittel 4740 g.

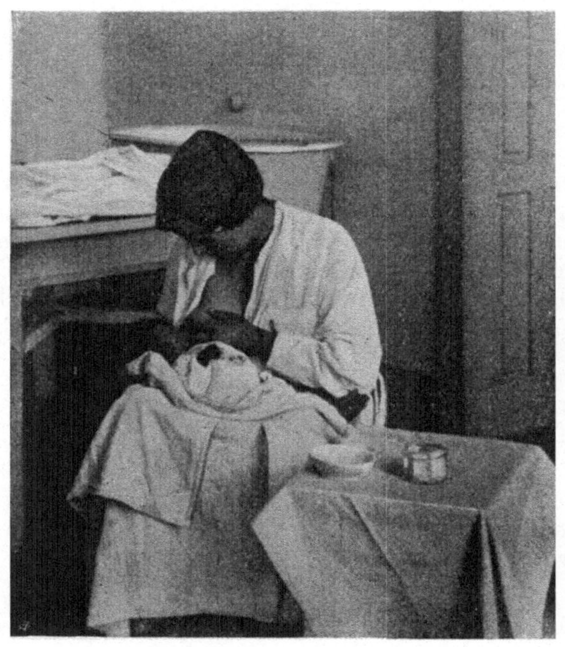

Abb. 4. Stillen des Säuglings.

Ernährung des gesunden Säuglings.

Die für den gesunden Säugling zweifellos zweckmäßigste Nahrung bildet die Frauenmilch. Wir kennen keine andere Ernährungsart, die ihr irgendwie gleichzustellen wäre. Es ist zur Genüge bekannt, daß künstlich genährte Säuglinge in viel größerer Zahl sterben als natürlich genährte. Fast jede Mutter, die stillen will,

kann auch stillen, wenigstens für die ersten Monate. Von der
Ernährung an der Mutterbrust soll nur dann Abstand genommen werden, wenn hiefür wirklich zwingende Gründe vorhanden
sind (schwere Krankheit der Mutter, besonders Tuberkulose).
Mitunter kann eine sogenannte Hohlwarze ein wirkliches Still-
hindernis abgeben, wenn es nicht etwa doch noch gelingt, durch ein

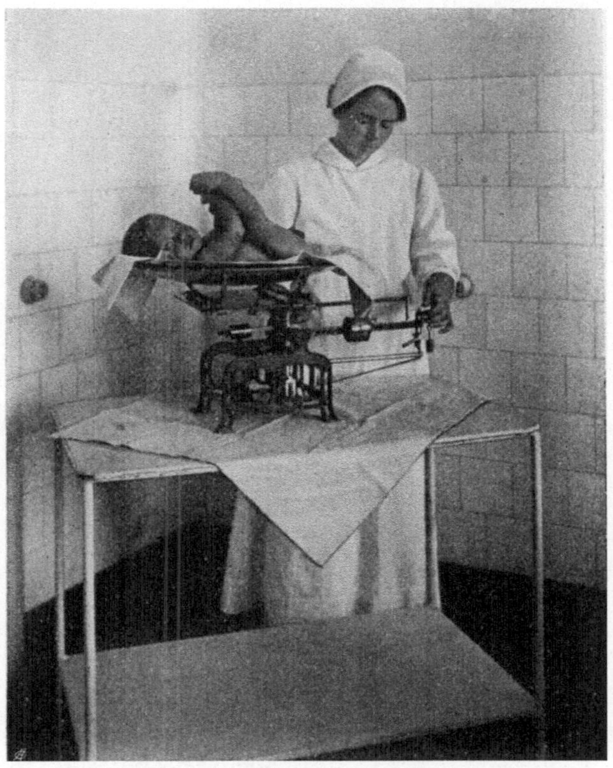

Abb. 5. Säuglingswage.

Saughütchen das Stillen zu ermöglichen. Aber auch bei der
Brusternährung kommt es vor, daß der Säugling nicht gedeiht; wir
müssen dann erforschen, ob genügend Milch aus der Mutterbrust
fließt. Dies tun wir mit Hilfe der Wage, indem wir das Kind vor
und nach dem Trinken abwiegen. Die Differenz zwischen beiden
Wägungen gibt uns die getrunkene Milchmenge an. Bei gut gedeihenden Brustkindern braucht man dies nicht zu tun, hier genügt

es, einmal in der Woche das Gewicht zu bestimmen. Bei nicht entsprechend gedeihenden Säuglingen ist die Gewichtskontrolle nach
jeder Mahlzeit für die Klinik unerläßlich (gute Säuglings-
Dezimalwage!). Sollte aus irgend einem Grunde von der Mutter

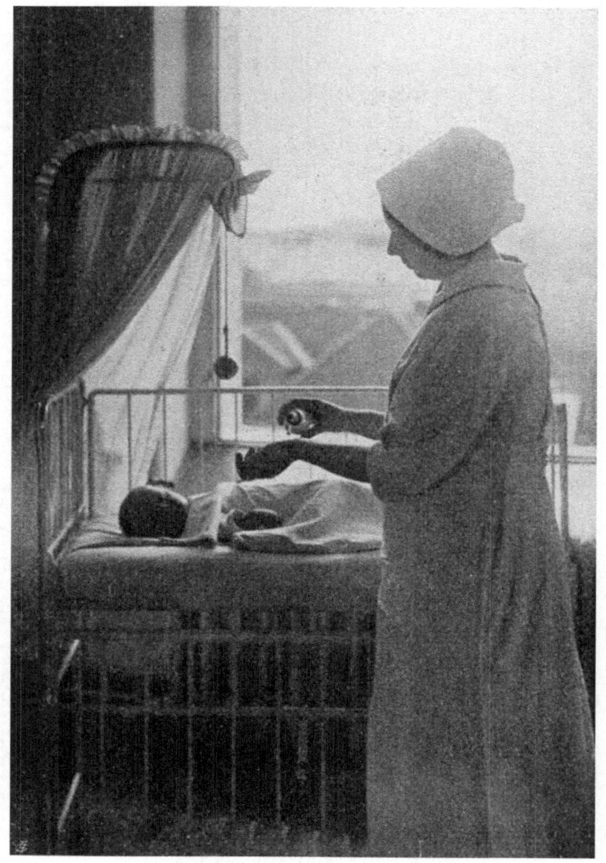

Abb. 6.   Die Schwester prüft die Temperatur der Nahrung
auf ihrer eigenen Hand.

nicht genügend Milch geliefert werden, so muß außer der Brusternährung noch eine Ergänzung in Form der künstlichen Nahrung
hinzukommen (Zwiemilchernährung). Wenn zu einer Mahlzeit
Brust und Flasche gegeben wird, so wird das Kind zuerst an die
Brust angelegt. Anfangs ist es hungrig und wird sich bemühen,

möglichst viel aus der Brust zu bekommen, wodurch es oft gelingen wird, die Funktion der Brust so zu heben, daß die Zwiemilchernährung wieder überflüssig wird. Bestehen irgendwelche Gründe, die den Arzt veranlaßt haben, auf die natürliche Ernährung zu verzichten, und ist auch eine Zwiemilchernährung undurchführbar, so muß künstliche Ernährung Platz greifen, wobei aber stets bedacht werden muß, daß die Kuhmilch nur einen unvollkommenen Ersatz der Muttermilch, bezw. der Ammenmilch darstellt.

Mit vollendetem ersten Lebensjahr soll der Säugling imstande sein, außer Milch und Milchbrei auch schon Gemüse, Suppe, Brot usw. zu sich zu nehmen, und am Ende des zweiten Jahres soll er an alle Speisen gewöhnt sein. Das Kind muß essen lernen. Dieses Lernen bezieht sich nicht nur auf die verschiedenen Arten der Nahrungsaufnahme, wie Saugen an der Brust, Saugen an der Flasche, Trinken aus Glas oder Schale, Essen mit dem Löffel usw., sondern auch auf die Speisen selbst betreffs ihrer Konsistenz, ihres Geschmacks und ihrer Temperatur. Der Säugling wird von der einfachen Ernährung an der Brust qualitativ und quantitativ seinem Alter und seiner Sitzhöhe entsprechend stufenweise in die gemischte Kost übergeführt. Während er anfangs nur an süße Flüssigkeiten gewöhnt ist, muß er nun auch mit breiigen, festen und gesalzenen Speisen vertraut werden und auch kauen lernen. Im folgenden wird eine solche, auf Grund der Erfahrungen an der Wiener Kinderklinik aufgebaute Methode, die „Ernährungsschule", besprochen.

Natürliche Ernährung im ersten Halbjahr.

1. Lebenstag:

Sechs Stunden nach der Geburt wird das Kind das erste Mal an die Brust angelegt. Es muß saugen und schlucken lernen. Das Anlegen erfolgt dann weiter dreistündlich.

2. bis 14. Tag:

7 Mahlzeiten Brust in dreistündigen Zwischenräumen.

Vormorgen, Morgen, Vormittag, Mittag, Nachmittag, Abend, Nachabend. In den ersten sechs Tagen wird langsam mit der Nahrung angestiegen.

3., 4. Woche:

Einhaltung von sechs Mahlzeiten (Brust), die etwaige Vormorgenmahlzeit entfällt (3 Uhr Früh).

2., 3., 4. Monat:

6 Mahlzeiten Brust.

Während das Kind im ersten Lebensmonat recht ruhig zu sein pflegt, beginnt es später lebhafter zu werden, daher höherer Nahrungsbedarf.

5. Monat:

5 Mahlzeiten Brust. 12 Uhr Milchbrei.
Die Brustmahlzeit zu Mittag wird durch Milchbrei ersetzt.
Das Kind lernt Löffelfütterung und breiige Nahrung kennen.

6. Monat:

4 Mahlzeiten Brust. Mittags Milchbrei. Abends Milchbrei.
Zur Abendmahlzeit wird anstatt Brust Milchbrei gegeben, so
daß das Kind vier Brustmahlzeiten und zwei Milchbreimahlzeiten
erhält.

Natürliche Ernährung im zweiten Halbjahr.

7. Monat:

4 Mahlzeiten Brust. Mittags Milchbrei, Gemüse. Abends Milchbrei.
Das Kind beginnt zu sitzen, die Nahrungsmenge wird vergrößert.
Mittags wird zum Milchbrei Gemüse beigelegt, abends wird mehr
Milchbrei gegeben. Durch das Gemüse wird das Kind mit dem
salzigen Geschmack vertraut.

8. Monat:

4 Mahlzeiten Brust. Mittags Gemüse, Kompott, Milchbrei.
Abends Milchbrei.
Mittags wird die Hälfte des Milchbreies durch passiertes Kompott
ersetzt. Im Kompott bekommt das Kind das erste Mal eine kühle
Speise. Da schon die zwei unteren mittleren Schneidezähne vorhanden sind, soll man öfters dem Kinde Brotrinde zu kauen geben,
damit es die Zähne gebrauchen lernt.

9. Monat:

4 Mahlzeiten Brust. Mittags Gemüse, Kompott, Biskotten.
Abends Milchbrei.
Biskotten oder Kakes werden als Vorstufe für Brot und Mehl-
speise gegeben. Das Kind muß allmählich von der breiigen auf feste
Nahrung gebracht werden.

10. Monat:

3 Mahlzeiten Brust. Vormittags Kuhmilch. Mittags Suppe,
Gemüse, Kompott, Biskotten. Abends Milchbrei.
Mittags kommt eine ganz kleine Menge Suppe dazu, eben nur,
um wieder eine andere Geschmacksrichtung kennen zu lernen. Zur
Vormittagsmahlzeit wird die Brustmilch durch Kuhmilch ersetzt, es
beginnt nun das Abstillen. Das Kind soll gleich aus der Schale
trinken lernen.

11. Monat:

Morgens Brust. Vormittags Kuhmilch, Weißbrot geweicht. Mittags Suppe, Gemüse, Kompott, Biskotten. Nachmittags Kuhmilch. Abends Milchbrei. Nachabends Brust.

Vormittags wird nur die halbe Menge Kuhmilch gegeben, worin Weißbrot geweicht wird. Nachmittags entfällt die Brustmilch, statt welcher Kuhmilch gegeben wird. Nur mehr zwei Brustmahlzeiten, und zwar morgens und nachabends.

12. Monat:

Morgens Kuhmilch. Vormittags Kuhmilch, Weißbrot geweicht. Mittags Suppe, Gemüse, Kompott, Biskotten. Nachmittags Kuhmilch. Abends Milchbrei. Nachabends Brust, allmählich ausklingend.

Die Morgenmahlzeit wird in Kuhmilch gegeben. Die Nachabendmahlzeit wird in Brust gegeben, aber langsam verringert, so daß allmählich diese sechste Mahlzeit und damit die Brustfütterung verschwindet.

13. Monat:

Morgens Kuhmilch. Vormittags Kuhmilch, Weißbrot. Mittags Suppe, Gemüse, Kompott, Biskotten. Nachmittags Kuhmilch. Abends Milchbrei. Keine Brustmilch mehr. Die Nachabendmahlzeit bleibt aus.

Verteilung der Nahrung auf fünf Mahlzeiten, welche dann das ganze Kindesalter hindurch erhalten bleiben. Von hier an wird dann die Qualität der Nahrung noch immer weiter geändert, so daß das Kind am Ende des zweiten Jahres schon am Tische der Erwachsenen essen kann.

Zusammenfassung: Der gesunde Säugling erhält bis zur Mitte des ersten Lebensjahres Milch; um die Mitte des ersten Lebensjahres Milchbrei zur Mittagsmahlzeit, später Gemüse zu Mittag und Abends Milchbrei. Im Laufe der Zeit variiert man die Mittagsmahlzeit, so daß das Kind die einzelnen Speisen kennen lernt.

Wenn — bei künstlicher Ernährung — die Milch nicht einwandfrei frisch ist und nicht von gut gefütterten Kühen herstammt, empfiehlt es sich, dem Säugling C-Vitamin in Form von Zitronensaft zu geben. Im Winter reiche man zur Verhütung der Rachitis täglich einen Kaffeelöffel Lebertran = 50 n, am besten mit der Vormittagsmahlzeit.

Im folgenden bringen wir einen Durchschnittsspeisezettel bei natürlicher Ernährung und einen solchen für die künstliche Ernährung des Säuglings:

Schematischer Speisezettel für natürliche Ernährung.

Alter	Sitz-höhe	Zahl d. Mahl-zeiten	3 Uhr g	6 Uhr g	9 Uhr g	12 Uhr g	15 Uhr g	18 Uhr g	21 Uhr g
1. Tag	33		Geburt	—	5 Brust	10 Brust	15 Brust	20 Brust	20 Brust
2. ,,	33	7	30 Brust	30 Brust	30 Brust	30 ,,	30 ,,	30 ,,	30 ,,
3. ,,	33	7	40 ,,	40 ,,	40 ,,	40 ,,	40 ,,	40 ,,	40 ,,
4. ,,	33	7	50 ,,	50 ,,	50 ,,	50 ,,	50 ,,	50 ,,	50 ,,
5. ,,	33	7	60 ,,	60 ,,	60 ,,	60 ,,	60 ,,	60 ,,	60 ,,
6. ,,	33	7	70 ,,	70 ,,	70 ,,	70 ,,	70 ,,	70 ,,	70 ,,
7. —14.Tag	33	7	80 ,,	80 ,,	80 ,,	80 ,,	80 ,,	80 ,,	80 ,,
15.—30. ,,	33	6	—	100 ,,	100 ,,	100 ,,	100 ,,	100 ,,	100 ,,
2. Monat	34	6	—	110 ,,	110 ,,	110 ,,	110 ,,	110 ,,	110 ,,
3. ,,	35	6	—	120 ,,	120 ,,	120 ,,	120 ,,	120 ,,	120 ,,
4. ,,	36	6	—	130 ,,	130 ,,	130 ,,	130 ,,	130 ,,	130 ,,
5. ,,	37	6	—	140 ,,	140 ,,	70 Milchbrei	140 ,,	140 ,,	140 ,,
6. ,,	38	6	—	150 ,,	150 ,,	75 ,,	150 ,,	75 Milchbrei	150 ,,
7. ,,	39	6	—	150 ,,	150 ,,	50 Gemüse 75 Milchbrei	150 ,,	125 ,,	150 ,,
8. ,,	40	6	—	160 Brust	160 Brust	100 Gemüse 25 Kompott 25 Milchbrei	160 ,,	125 ,,	160 Brust
9. ,,	41	6	—	170 ,,	170 ,,	100 Gemüse 50 Kompott 5 Biskotten	170 ,,	170 ,,	170 ,,

10. Monat	42	6	-	170 Brust	170 Kuhm.	50 Suppe 100 Gemüse 50 Kompott 10 Biskotten	180 Kuhm.	150Milchbrei	180 Brust
11. „	43	6	-	180 „	100 Kuhm. 25 Weißbr.	50 Suppe 100 Gemüse 50 Kompott 10 Biskotten	180 „	150 „	180 „
12.	44	6	-	190 Kuhm.	100 Kuhm. 25 Weißbr.	50 Suppe 100 Gemüse 50 Kompott 10 Biskotten	190 „	150 „	190 „
13. „	45	5	—	200 Kuhm. 25 Weißbr.	100 Kuhm. 25 Weißbr.	50 Suppe 200 Gemüse 50 Kompott 10 Biskott.	200 „	150 „	—

Wenn in den ersten Tagen nicht die angegebene Menge an der Brust getrunken wird, so ist die Trinkmenge durch 17% Zuckerwasser zu ergänzen.

Die hier verwendete „Kuhmilch" ist als Gleichnahrung nach folgendem Rezept zubereitet: 50 cm^3 Kuhmilch, 50 cm^3 einer 17% Zuckerlösung.

Schematischer Speisezettel für künstliche Ernährung.

Alter	Sitz-höhe	Zahl der Mahl-zeiten	3 Uhr g	6 Uhr g	9 Uhr g	12 Uhr g	15 Uhr g	18 Uhr g	21 Uhr g	Tagesmenge in g			
										Milch	Zucker	Wasser	Flüssig-keits-menge
1. Tag	33		Geburt	—	5	10	15	20	20	35	6	35	70
2. „	33	7	30	30	30	30	30	30	30	105	18	105	210
3. „	33	7	40	40	40	40	40	40	40	140	24	140	280
4. „	33	7	50	50	50	50	50	50	50	175	30	175	350
5. „	33	7	60	60	60	60	60	60	60	210	35	210	420
6. „	33	7	70	70	70	70	70	70	70	245	42	245	490
7.—14. Tag	33	7	80	80	80	80	80	80	80	280	47	280	560
14.—30. „	33	6	—	100	100	100	100	100	100	300	51	300	600
2. Monat	34	6	—	110	110	110	110	110	110	330	56	330	660
3. „	35	6	—	120	120	120	120	120	120	360	61	360	720
4. „	36	6	—	130	130	130	130	130	130	390	66	390	780
5. „	37	6	—	140	140	70 Milchbrei	140	140	140	350	60	350	700
6. „	38	6	—	150	150	75 „	150	75 Milchbrei	150	300	60	300	600
7. „	39	6	—	150	150	50 Gemüse 75 Milchbrei	150	125 „	150	300	60	300	600
8. „	40	6	—	160	160	100 Gemüse 25 Kompott 25 Milchbrei	160	125 „	160	320	54	320	640

9. Monat	41	6	—	170	170	100 Gemüse 50 Kompott 3 Biskotten	170	125 Milchbrei	170	340	58	340	680
10. ,,	42	6	—	170	170	50 Suppe 100 Gemüse 50 Kompott 10 Biskotten	170	125 ,,	170	340	58	340	680
11. ,,	43	6	—	180	100 25 Weiß- brot	50 Suppe 100 Gemüse 50 Kompott 10 Biskotten	180	150 ,,	180	320	54	320	640
12. ,,	44	6	—	190	100 25 Weiß- brot	50 Suppe 100 Gemüse 50 Kompott 10 Biskotten	190	150 ,,	190	335	57	335	670
13. ,,	45	5	—	200 25 Weiß- brot	100 25 Weiß- brot	50 Suppe 200 Gemüse 50 Kompott 10 Biskotten	200	150 ,,	—	250	42	250	500

Die Verteilung der Mahlzeiten und die Art der Nahrung (Brust, Milchbrei, Gemüse) richtet sich nach dem Lebensmonat, die Menge der Nahrung nach der Sitzhöhe. Wenn die Sitzhöhe eines Kindes größer oder kleiner ist als die im Schema für den betreffenden Lebensmonat angegebene Sitzhöhe, so ist die Menge der Nahrung nach S. 18 zu berechnen.

Die besprochene „Ernährungsschule" und die folgenden Speisezettel sollen nur allgemeine Anhaltspunkte geben. Es soll durchaus nicht gesagt werden, daß das Gedeihen des Säuglings von der sklavischen Befolgung des Schemas abhängen wird. Die Mutter, bzw. die Pflegerin, soll aber an der Hand der „Schule" daran erinnert werden, das Kind bis zum Abschluß des zweiten Lebensjahres mit den verschiedenen Speisen vertraut zu machen.

Als erste breiige Nahrung wird im fünften Monat Grießbrei gegeben, und zwar als Doppelnahrung nach folgender Zusammensetzung:

$$
\begin{array}{lr}
112\,g \text{ Vollmilch} \dots\dots & 112\,\text{n} \\
8\,\text{,, Zucker} \dots\dots & 48\,\text{,,} \\
8\,\text{,, Gries} \dots\dots & 40\,\text{,,} \\
\hline
\text{auf } 100\,g \text{ eingekocht} \dots\dots & 200\,\text{n}
\end{array}
$$

Anstatt Grieß kann auch ein anderes Mahlprodukt, z. B. Weizenmehl oder Reismehl genommen werden. Vom siebenten Monat an wird Gemüse gegeben, wobei der Säugling sich an die salzige Nahrung gewöhnt; Gemüse werden im ersten Lebensjahr nur passiert gereicht, wobei sie gewöhnlich als Gleichnahrung zubereitet werden. Im folgenden bringen wir einige Kochrezepte für Gemüsezubereitung, wobei alle Gewichte sich auf Gemüse im rohen, geputzten Zustande beziehen.

$$
\begin{array}{llr}
100\,g \text{ Kartoffelbrei:} & 40\quad g \text{ Kartoffeln} \dots & 50\,\text{n} \\
& 2\tfrac{1}{2}\,\text{,, Butter} \dots & 30\,\text{,,} \\
& 20\quad\text{,, Milch} \dots & 20\,\text{,,} \\
\hline
\text{Mit Wasser auf } 100 & g \text{ auffüllen} \dots & 100\,\text{n}
\end{array}
$$

$$
\begin{array}{llr}
100\,g \text{ Kartoffelbrei:} & 40\,g \text{ Kartoffeln} \dots & 50\,\text{n} \\
& 50\,\text{,, Milch} \dots & 50\,\text{,,} \\
\hline
\text{Mit Wasser auf } 100\,g \text{ auffüllen} \dots & & 100\,\text{n}
\end{array}
$$

$$
\begin{array}{llr}
100\,g \text{ Spinat:} & 100\,g \text{ Spinat} \dots & 40\,\text{n} \\
& 60\,\text{,, Milch} \dots & 60\,\text{,,} \\
\hline
\text{Mit Wasser auf } 100\,g \text{ auffüllen} \dots & & 100\,\text{n}
\end{array}
$$

```
100 g Spinat eingebrannt: 100 g Spinat . . . .  40 n
                           20 ,, Milch  . . . .  20 ,,
                            3 ,, Mehl . . . . .  15 ,,
                            2 ,, Butter . . . .  24 ,,
          Mit Wasser auf 100 g aufgießen . . . 100 n

100 g Kochsalat:  60 g Kochsalat  . .  25 n
                   5 ,, Butter . . . .  60 ,,
                   3 ,, Mehl . . . . .  15 ,,
          Mit Wasser auf 100 g aufgießen . . . 100 n

100 g Karotten:  40 g Karotten . . .  16 n
                  3 ,, Butter . . . .  36 ,,
                  5 ,, Mehl . . . . .  25 ,,
                  4 ,, Zucker . . . .  24 ,,
          Mit Wasser auf 100 g auffüllen . . . 100 n
```

Im folgenden werden einige Rezepte, nach denen die Säuglingsnahrungen in der Milchküche der Wiener Kinderklinik hergestellt werden, angeführt.

1. Gleichnahrung aus Milch, Zucker, Wasser (Hälfte Milch, Hälfte 17% ige Zuckerlösung): „Sibo" = lac *simplex* *bovinum*:

```
500 g Vollmilch . . . . . .  500 n
500 ,, Wasser . . . . . . .   —
 85 ,, Zucker . . . . . . .  500 ,,
auf 1000 g einkochen . . . . 1000 n
```

2. Gleichnahrung aus Magermilch mit $8\frac{1}{2}\%$ Zucker:

```
1000 g Magermilch . . . . .  500 n
  85 ,, Zucker . . . . . . .  500 ,.
auf 1000 g einkochen . . . . 1000 n
```

3. Milchfreie Gleichnahrung aus Mehl und Zucker (breiig):

```
1000 g Wasser . . . . . . .   —
 100 ,, Mehl . . . . . . . .  500 n
  85 ,, Zucker . . . . . . .  500 ,,
auf 1000 g einkochen . . . . 1000 n
```

4. Gleichnahrung aus Zucker (17% ige Zuckerlösung):

```
1000 g Wasser . . . . . . .   —
 170 ,, Zucker . . . . . . . 1000 n
auf 1000 g einkochen . . . . 1000 n
```

5. 1½fache Nahrung aus ³/₄ Milch mit 12³/₄% Zucker: Sesquibo:

$$
\begin{aligned}
&500\,g\ \text{Vollmilch} \ldots\ldots\ldots\ 500\,\text{n}\\
&170\,,,\ \text{Wasser} \ldots\ldots\ldots\ —\\
&\underline{\ 85\,,,\ \text{Zucker} \ldots\ldots\ldots\ 500\,,,}\\
&\text{auf } 670\,g\ \text{einkochen} \ldots\ldots\ 1000\,\text{n}
\end{aligned}
$$

6. Dünnbreiige 1½fache Nahrung aus Milch, Mehl, Zucker:

$$
\begin{aligned}
&730\,g\ \text{Vollmilch} \ldots\ldots\ 730\,\text{n}\\
&\ 30\,,,\ \text{Mehl} \ldots\ldots\ldots\ 150\,,,\\
&\underline{\ 20\,,,\ \text{Zucker} \ldots\ldots\ 120\,,,}\\
&\text{auf } 670\,g\ \text{einkochen} \ldots\ldots\ 1000\,\text{n}
\end{aligned}
$$

7. Doppelnahrung aus Vollmilch und Zucker (Vollmilch mit 17% Zucker): „Dubo" (*Du*plex *bo*vinum nach SCHICK):

$$
\begin{aligned}
&500\,g\ \text{Vollmich} \ldots\ldots\ 500\,\text{n}\\
&\underline{\ 85\,,,\ \text{Zucker} \ldots\ldots\ 500\,,,}\\
&\text{auf } 500\,g\ \text{einkochen} \ldots\ldots\ 1000\,\text{n}
\end{aligned}
$$

8. Breiige Doppelnahrung aus Milch, Zucker, Grieß (oder Mehl, Reis, Hirse, Polenta): „Dufa" (*Du*plex *fa*rina):

$$
\begin{aligned}
&560\,g\ \text{Vollmich} \ldots\ldots\ 560\,\text{n}\\
&\ 40\,,,\ \text{Grieß} \ldots\ldots\ 200\,,,\\
&\underline{\ 40\,,,\ \text{Zucker} \ldots\ldots\ 240\,,,}\\
&\text{auf } 500\,g\ \text{einkochen} \ldots\ldots\ 1000\,\text{n}
\end{aligned}
$$

9. Fünftelnahrung aus Zucker:

$$
\begin{aligned}
&5000\,g\ \text{Wasser} \ldots\ldots\ —\\
&\underline{\ 170\,,,\ \text{Zucker} \ldots\ldots\ 1000\,\text{n}}\\
&\text{auf } 5000\,g\ \text{einkochen} \ldots\ldots\ 1000\,\text{n}
\end{aligned}
$$

Schema für die Zusammensetzung der verschiedenen Säuglingsnahrungen zu je 1 Dezinemsiqua bei wechselnden Sitzhöhen (von 30—50 cm).

Nahrungsmenge — 1 dn Siqua.

	Sitzhöhe cm	Nem	Volumen cm^3	Eßl. Milch	Eßl. Wasser	*Dkg* Zucker	Würfel Zucker
Sibo	30—33	100	100	3·3	3·3	0·8	1·6
	34—36	120	120	4·0	4·0	1·0	2·0
$100\,g = 100\,\text{n}$	37—38	140	140	4·7	4·7	1·2	2·4
	39—41	160	160	5·3	5·3	1·4	2·8
	42—43	180	180	6·0	6·0	1·5	3·0
	44—45	200	200	6·7	6·7	1·7	3·4
	46—47	220	220	7·3	7·3	1·9	3·8
	48—50	240	240	8·0	8·0	2·0	4·0

	Sitzhöhe cm	Nem	Volumen cm³	Eßl. Milch	Eßl. Wasser	Dkg Zucker	Würfel Zucker
Sesquibo	30—33	100	67	3·3	1·1	0·8	1·6
	34—36	120	80	4·0	1·3	1·0	2·0
100 g = 150 n	37—38	140	94	4·7	1·6	1·2	2·4
	39—41	160	107	5·3	1·7	1·4	2·8
	42—43	180	120	6·0	2·0	1·5	3·0
	44—45	200	133	6·7	2·2	1·7	3·4
	46—47	220	147	7·3	2·4	1·9	3·8
	48—50	240	160	8·0	2·6	2·0	4·0
Dubo	30—33	100	50	3·3		0·8	1·6
	34—36	120	60	4·0		1·0	2·0
100 g = 200 n	37—38	140	70	4·7		1·2	2·4
	39—41	160	80	5·3		1·4	2·8
	42—43	180	90	6·0		1·5	3·0
	44—45	200	100	6·7		1·7	3·4
	46—47	220	110	7·3		1·9	3·8
	48—50	240	120	8·0		2·0	4·0

					dkg Grieß		
Dufa	30—33	100	50	4·3	0·4	0·3	0·5
	34—36	120	60	5·1	0·5	0·3	0·6
100 g = 200 n	37—38	140	70	6·0	0·6	0·4	0·7
	39—41	160	80	6·8	0·6	0·4	0·8
	42—43	180	90	7·7	0·7	0·5	0·9
	44—45	200	100	8·5	0·8	0·5	1·0
	46—47	220	110	9·4	0·9	0·6	1·1
	48—50	240	120	10·2	1·0	0·6	1·2

					dkg Mehl		
Dubofa	30—33	100	50	4.0	0·2	0·5	1·0
	34—36	120	60	4·8	0·3	0·6	1·2
100 g = 200 n	37—38	140	70	5·6	0·3	0·8	1·6
	39—41	160	80	6·4	0·4	0·9	1·8
	42—43	180	90	7·2	0·4	1·0	2·0
	44—45	200	100	8·0	0·5	1·1	2·2
	46—47	220	110	8·8	0·5	1·2	2·4
	48—50	240	120	9·6	0·6	1·3	2·6

100 g Dufa	100 g Dubofa	100 g Dugemüse
8·5 Eßl. Milch	8 Eßl. Milch	60 g passierte
1·0 Würfel Zucker	2·2 Würfel Zucker	Kartoffeln
1·5 Kaffeelf. Grieß (7·5 g)	1·0 Kaffeelf. Mehl (5 g)	2·5 g Butter
		25.0 g Milch

1 Eßlöffel = 15 g 1 Kinderlöffel = 10 g 1 Kaffeelöffel = 5 g
1 Würfel Zucker = 5 g = für 1 Dekagramm 2 Würfel.

Wenn z. B. ein Säugling mit einer Sitzhöhe von 35 *cm* 5 Dnsq Sibo bekommen soll, so würde er nach obiger Zusammenstellung 20 Eßlöffel Milch = 300 n und 5 *Dkg* Zucker = 300 n, sowie 20 Eßlöffel Wasser erhalten.

Beurteilung des Ernährungszustandes.

Pelidisi und Sacratama.

Außer für die Berechnung des Nahrungsbedarfes ist die Sitzhöhe von großer Bedeutung für die Beurteilung des Ernährungszustandes. Ein objektives Maß für diesen kann aus der Beziehung zwischen Sitzhöhe und Körpergewicht festgestellt werden. Es besteht eine allgemeine Beziehung zwischen Sitzhöhe und Körpergewicht, da die Sitzhöhe der dritten Wurzel aus dem zehnfachen Körpergewicht gleich ist, oder mit anderen Worten: Die dritte Potenz der Sitzhöhe in Zentimetern ist (ungefähr) gleich dem zehnfachen Gewicht des unbekleideten Körpers in Grammen:

$$Si^3 = 10 \text{ Gew.}, \quad Si = \sqrt[3]{10 \text{ Gew.}}$$

Wenn wir nun $\sqrt[3]{10 \text{ Gew.}}$ durch die Sitzhöhe dividieren, bekommen wir 1 oder $\dfrac{100}{100}$, aber nur dann, wenn Zähler und Nenner des Bruches tatsächlich vollkommen identisch sind, sonst werden wir eine Zahl erhalten, die kleiner oder größer sein wird, je nachdem, ob der Zähler des Bruches kleiner ist als der Nenner oder größer. Da nun die Si^3 wohl nur sehr selten mit mathematischer Exaktheit dem zehnfachen Körpergewicht entsprechen wird, wird man auch bei der Division nur selten genau 100, sondern entweder weniger oder mehr als 100 erhalten. Die Formel

$$\frac{\sqrt[3]{10 \text{ Gew.}}}{Si}$$

stellt nun den Ernährungsindex dar und wird Pelidisi genannt. Das Wort Pelidisi ist eine gesprochene Formel, abgekürzt aus den lateinischen Worten *Pe*ndus (Gewicht) *di*ecies (zehnfach) *li*neare (auf eine Linie reduziert) *di*visum (dividiert) *si*dentis altitudine (durch die Sitzhöhe).

Die Indexzahl Pelidisi ist beim muskelkräftigen Erwachsenen und fetten Säugling ungefähr gleich $\dfrac{100}{100}$. Wir nennen das 100 Grad Pelidisi. Beim heranwachsenden Kinde ist diese Indexzahl niedriger und beträgt ungefähr $94\frac{1}{2}$ Grad, beim mageren Kinde 90 bis $94\frac{1}{2}$. Ist die Abmagerung sehr hochgradig, kann das Pelidisi unter 80 herabsinken. Im Pelidisi haben wir ein ausgezeichnetes objektives Maß für die Beurteilung des Ernährungszustandes bei Kindern und Erwachsenen. Diese Indexzahl läßt sich mit Hilfe einer Pelidisitafel oder mit Zuhilfenahme des Rechenschiebers mit Leichtigkeit und ohne viel Mühe ausrechnen. Die Bestimmung des Pelidisi im Einzelfalle kann zunächst zum Vergleich des Wechsels im Ernährungszustande bei demselben Individuum dienen: 1 Grad entspricht einer Veränderung um 3% des Körpergewichtes. Zum Vergleiche des Ernährungszustandes verschiedener Individuen kommen nur Unterschiede im Pelidisi um mindestens 5 Grade in Betracht. Die Resultate großer Massenuntersuchungen an Schulkindern haben ergeben, daß Kinder im schulpflichtigen Alter bis zu einem Pelidisi von 94·5 als unterernährt, von 94·5 bis 100 als normal ernährt und über 100 als überernährt anzusehen sind, wobei der Grad der Unterernährung, bezw. Überernährung durch die entsprechend niedrige oder hohe Indexzahl ihren Ausdruck findet. Selbstverständlich kann bei starker Verkrümmung der Wirbelsäule die Sitzhöhe nicht exakt festgestellt werden und daher wegen fehler hafter Ablesung auch nicht zur Bestimmung des Pelidisi in Anwendung kommen.

Außer nach dem Pelidisi können wir den Ernährungszustand eines Kindes nach dem **Blutgehalt**, **Fettgehalt**, der **Beschaffenheit des Wassergehaltes der Gewebe** und der **Stärke der Muskulatur** beurteilen, nach der sogenannten „Sacratama‘‘-Untersuchung.

Der **Blutgehalt** wird nicht nur nach dem Aussehen der sichtbaren Schleimhäute und der Gesichtshaut, sondern nach dem Eindruck der gesamten Hautdecke beurteilt, der **Fettgehalt** wird durch Aufheben einer Falte unterhalb des Schlüsselbeines geschätzt.

Ohne entsprechende Übung ist es oft schwer, den **Wassergehalt der Gewebe (Turgor)** vom Fettgehalt zu unterscheiden. Der Tasteindruck beruht auf dem Verhältnis zwischen dem Unterhautzellgewebe und der darüber ausgespannten Haut, hauptsächlich also auf dem Wassergehalt des Unterhautzellgewebes. Der Turgor ist nach Wasserverlusten (Diarrhöe, Erbrechen, Schwitzen) vermindert, andererseits nach rascher Zunahme des Fettes und überhaupt bei gutem Fettgehalt und gesunder junger Haut erhöht.

Die **Stärke der Muskulatur** wird an den Muskeln des Oberarmes abgeschätzt.

Die Anfangsbuchstaben dieser vier lateinischen Qualitätsbezeichnungen (*sanguis*, *crassitudo*, *turgor*, *musculus*) werden nun durch Vokale zu einem die Ernährungsqualität markierenden Kennwort vereinigt, wobei a die normale, o die verminderte, u die stark herabgesetzte, e die vermehrte, i die übermäßig vermehrte Qualität, ausdrückt. So beschreiben wir z. B. mit dem Kennwort socrotamu ein Kind, das blaß ist, wenig Fettdepot hat, dessen Turgor normal, dessen Muskulatur jedoch sehr schwach ist. Socrutomo würde auf ein Kind deuten, das durch eine chronische Erkrankung sein ganzes Fettdepot eingebüßt hat, anämisch ist, mit welker Haut und schwacher Muskulatur.

Der Neugeborene und seine Entwicklung.

Entwicklung des gesunden normalen Säuglings.

Das normal entwickelte neugeborene Kind hat ein Geburtsgewicht zwischen 2800 und 3500 *g.* Wir nehmen als Norm 3000 *g* an. Knaben sind in der Regel schwerer als Mädchen. Die Gesamtkörperlänge beim ausgetragenen Kinde beträgt etwa 50 *cm,* die Sitzhöhe 33 *cm.* Die monatliche Zunahme der Sitzhöhe bis zum Ende des ersten Lebensjahres entspricht ungefähr 1 *cm,* die der Gesamtkörperlänge etwa 2 *cm* und die des Gewichtes 500 *g,* so daß das Kind mit 12 Monaten 45 *cm* Sitzhöhe, 74 *cm* Länge und 9000 *g* Gewicht besitzen soll. Ein gesundes Kind soll also schon nach 6 Monaten sein Körpergewicht verdoppeln.

Für die genaue Bestimmung der gesamten Körperlänge sowie der Sitzhöhe eignet sich besonders gut die sogenannte Epsteinsche Meßbank. Man kann aber bei entsprechender Übung auch ohne eine derartige Vorrichtung, mit einem Zentimeterband, diese Maße genügend genau bestimmen.

Die Sitzhöhe beträgt mit 6 Jahren etwa 60 *cm,* mit 10 Jahren ungefähr 70 *cm* und mit 14 Jahren 75 *cm.*

Die ersten Zähne entstehen schon vor der Geburt und brechen beim normalen Kinde vom sechsten Monat an durch, etwa jeden Monat ein neuer Zahn, so daß das Kind ungefähr um sechs Monate älter sein soll als es Zähne zählt. Ein zwölf Monate altes Kind soll demnach, wenn seine Entwicklung der Regel entspricht, sechs Zähne haben. Das Milchgebiß besteht aus 20 Zähnen. Es entstehen zuerst die mittleren unteren Schneidezähne, hierauf die mittleren oberen Schneidezähne, dann die seitlichen oberen Schneidezähne, hierauf die seitlichen unteren Schneidezähne. Dann folgen die inneren Mahlzähne, hierauf erst die Eckzähne, so daß durch einige Monate das Gebiß lückenhaft erscheint, endlich die äußeren Mahlzähne.

Der Durchbruch der Zähne erfolgt ohne krankhafte Störungen. Früher hat man der „Zahnung“ des Kindes insoferne große Bedeutung beigemessen, als man alle möglichen, um diese Zeit vorhandenen und unklaren Krankheitserscheinungen mit dem eben durchbrechenden oder gerade durchgebrochenen Zahn in Verbindung gebracht hat. Für eine derartige Annahme besteht gar keine wissenschaftliche Bestätigung.

Die große Fontanelle bildet eine häutige dünne Membran in der Mitte des Schädeldaches und liegt zwischen den beiden Stirnbeinen und den beiden Scheitelbeinen. Wir können die Größe der Fontanelle aus der Größe ihres schrägen Durchmessers, den wir mit einem Zentimetermaß abmessen, beurteilen. Die kleine Fontanelle liegt zwischen den beiden Scheitelbeinen und dem Hinterhauptsbein. Sie ist zur Zeit der Geburt in der Regel schon geschlossen, während die große Fontanelle sich erst von der Geburt an allmählich verkleinert und sich mit $1\frac{1}{2}$ Jahren vollständig schließt. Durch Erhöhung des Flüssigkeitsgehaltes in den Gehirnhohlräumen kann es dazu kommen, daß der normale Verschluß der großen Fontanelle verzögert wird und der Umfang des Schädels, der bei der Geburt etwa 33 *cm* beträgt (also mit der Sitzhöhe gleich ist), abnorme Dimensionen annimmt, die Fontanelle immer größer und größer wird und sich jener Zustand entwickelt, den wir als Wasserkopf (Hydrocephalus) bezeichnen. Andererseits bleibt die Fontanelle groß und durch lange Zeit ungeschlossen, wenn das Wachstum der Schädelknochen durch Rachitis verzögert ist.

Haltung und Bewegung des Säuglings.

In den ersten Lebenswochen haben die Säuglinge noch nicht die Herrschaft über ihren Körper erlangt. Sie sind ungeschickt, die Bewegungen sind nicht geordnet. In der 5. bis 6. Woche wird der Kopf, wenn die Kinder in Bauchlage sind, gehoben, aber erst mit 3 Monaten können sie den Kopf frei halten. Das Festhalten von Gegenständen wird oft schon sehr frühzeitig beobachtet, mitunter schon in den ersten Lebenswochen. Das Greifen nach vorgehaltenen Gegenständen sowie das aufrechte Sitzen soll nach 6 Monaten erfolgen.

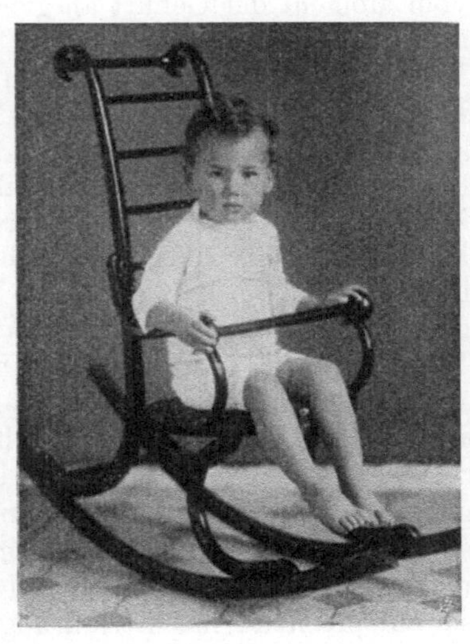

Abb. 7.
Epsteinscher Schaukelstuhl.
(Rachitische Kinder sitzen umgekehrt.)

Erst später erlangen aber die Beine die nötige Kraft zum Stehen. Ein normales Kind beginnt seine Gehübungen mit 12 Monaten.

Von seelischen Regungen äußert der Säugling im ersten Monat nur die Gefühle der Unlust. Durch das erste Lächeln wird die Mutter erst Mitte oder Ende des zweiten Monates erfreut. Im 2. bis 3. Monate fixiert das Kind, im 4. bis 5. Monate kann man feststellen, daß der Säugling die Fähigkeit des Aufmerkens zu zeigen beginnt.

Das Lallen beginnt im zweiten Halbjahr, das deutlichere Aussprechen mit ungefähr 12 Monaten.

Die Raschheit der Entwicklung eines normalen Säuglings hängt nicht nur von seiner Veranlagung ab, sondern auch insbesondere davon, wie man sich um das betreffende Kind bemüht.

Die physiologische Körpergewichtsabnahme des Neugeborenen.

Wenn wir die Körpergewichtskurve eines vollständig normal entwickelten, ausgetragenen neugeborenen Kindes verfolgen, so können wir in der Regel beobachten, daß das Körpergewicht nicht vom Moment der Geburt an gleichmäßig ansteigt, sondern daß dasselbe in der ersten Woche um 200 bis 300 g abzunehmen pflegt. Diese Erscheinung wird bei natürlich ernährten, vollständig gesunden Kindern und absolut gesunden Müttern mit normaler Brustdrüsensekretion so regelmäßig gefunden, daß man von einer physiologischen Körpergewichtsabnahme spricht. Bis vor nicht langer Zeit war man sich über die Ursache dieser Erscheinung nicht im klaren und ängstliche Mütter haben bei sorgfältiger Beobachtung ihres neugeborenen Kindes eine krankhafte Ursache dieser Körpergewichtsabnahme vermutet. Wir wissen, daß die Milch in der Brustdrüse der Mutter in den ersten Tagen nach der Geburt nur spärlich gebildet wird und daß diese Milch der ersten Lebenstage eine andere Zusammensetzung hat als die spätere Milch. Wir bezeichnen sie als Kolostrum. Sie ist dicker, wasserärmer, an Quantität gering, und wir müssen annehmen, daß die Gewichtsabnahme in den ersten Tagen damit zusammenhängt, daß die Kinder aus der mütterlichen Brust nicht so viel an Nahrung aufsaugen können, als sie entsprechend ihrem Nahrungsbedarf tatsächlich brauchen. Wir müssen also die physiologische Körpergewichtsabnahme als teilweisen Hungerzustand des neugeborenen Kindes betrachten und können beobachten, daß dieselbe rasch ausgeglichen wird, wenn nämlich in den folgenden Tagen die Milch in die Brust der Mutter „einschießt" und die Säuglinge sich nun tatsächlich so viel Milch aus der Brust beschaffen können, als sie brauchen. Die physiologische Körpergewichtsabnahme wird so rasch ausgeglichen, daß ein Einschreiten von ärztlicher Seite in der Regel nicht erforderlich ist.

Kindspech (Meconium).

Der Stuhl in den ersten Lebenstagen wird als Kindspech (Meconium) bezeichnet. Der Name rührt von der pechschwarzen Farbe der ersten Entleerungen her. Bevor das Kind Nahrung in genügender Menge zugeführt bekommt, wird das eingedickte Darmsekret (verschluckte Lanugohärchen, Fruchtwasser, vom Gallenfarbstoff dunkel gefärbt) in der Form des Meconiums entleert. Gewöhnlich vom dritten Tag an wird dann bei an der Brust genährten Kindern der normale, säuerlich-aromatisch riechende, goldgelbe Stuhl, zwei- bis dreimal täglich entleert. Bei künstlich genährten Kindern ist der Stuhl in der Regel viel konsistenter, mitunter pastenartig, käsig und mehr voluminös und hat einen unangenehmen Geruch.

Gelbsucht des neugeborenen Kindes (Icterus neonatorum).

Bei vielen neugeborenen Kindern finden wir auf Haut und Schleimhäuten eine Gelbfärbung, die zwischen dem zweiten bis dritten Lebenstage aufzutreten pflegt und in der zweiten Woche in der Regel verschwindet.

Sie kommt nach Schick dadurch zustande, daß mütterliches Hämoglobin durch die Plazenta auf das Kind übergeht. Einen solchen Übergang müssen wir annehmen, weil die roten Blutkörperchen (Erythrozyten) des neugeborenen Kindes nur auf diese Weise zu jenem Eisen gelangen können, das sie tatsächlich brauchen. Als eisenfreies Abfallprodukt entsteht dabei das Bilirubin; dasselbe wird vor der Geburt des Kindes durch die Plazenta wieder ausgeschieden, nach der Geburt ist dieser Weg durch den Mutterkuchen naturgemäß nicht mehr gangbar und es kommt zum Sichtbarwerden des Bilirubins, somit zur Gelbfärbung der Haut.

Die gewöhnliche Gelbsucht des neugeborenen Kindes ist eine vollständig unbedenkliche Erscheinung. Bleibt die Gelbfärbung über die zweite Woche hinaus bestehen, so kann sie eine ernstere Ursache haben und in diesem Fall muß der Arzt zu Rate gezogen werden.

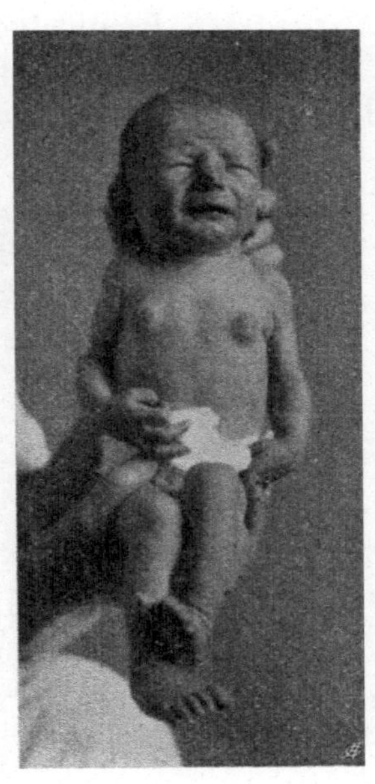

Abb. 8.
Brustdrüsenschwellung bei einem neugeborenen Kind.

Brustdrüsenschwellung.

Bei jedem reifen neugeborenen Kind, sowohl bei Knaben als auch bei Mädchen, schwellen die Brustdrüsen an. Man nimmt an, daß Stoffe, welche bei der Mutter die Milchabsonderung bewirken, durch die Plazenta auf das Kind übergehen und die Brustdrüse zur Anschwellung bringen. Beim Drücken auf die vergrößerte Drüse wird eine milchige Flüssigkeit („Hexen - milch") entleert, die im Mittelalter als Medikament sehr geschätzt war. Die Brustdrüsenschwellung hat weiter keine Bedeutung. Jedes Quetschen und Drücken der Drüse ist zu vermeiden, da die Gefahr der Infektion, bzw. der Entzündung („Mastitis") besteht, die dann ärztlich behandelt werden muß.

Vaginalblutung.

Seltener kommt bei neugeborenen Mädchen eine Blutung aus der Vagina vor. Sie wird auf die Weise erklärt, daß Stoffe, die bei der Mutter die Menstruation bewirken, auf das Kind übergehen und bei diesem die Vaginalblutung verursachen. Sie hat keine große Bedeutung, da der Blutverlust hiebei nicht groß zu sein pflegt.

Kopfblutgeschwulst (Kephalhämatom).

Bei neugeborenen Kindern findet man häufig an einem der beiden Scheitelbeine eine teigigweiche Geschwulst, welche durch eine Blutung zustande gekommen ist und dadurch bemerkenswert, erscheint, daß diese Geschwulst nicht über den Rand des betreffenden Knochens hinausgeht und einseitig sitzt. Sie hat keine weitere Bedeutung und geht im Laufe einiger Wochen in der Regel zurück.

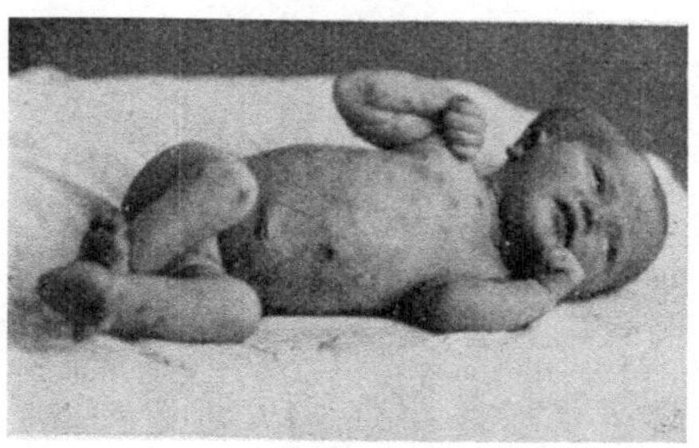

Abb. 9. Kopfblutgeschwulst (Kephal-hämatom) über dem rechten Scheitelbein.

Kopfgeschwulst (Caput succedaneum).

Zu unterscheiden von dieser Kopfgeschwulst ist jene teigigweiche Schwellung, die durch Druck auf die Weichteile des Schädels beim Durchtreten des Kopfes durch die Geburtswege entsteht, in der Mitte des Hinterhauptes sitzt und dasselbe mützenartig verlängert. Wir bezeichnen dasselbe mit dem medizinischen Ausdruck Caput succedaneum. Diese Geschwulst hat schon gar keine ernstere Bedeutung und verschwindet einige Tage nach der Geburt vollkommen.

Der Nabel.

Die sorgfältige Pflege des Nabels beim neugeborenen Kinde ist von allergrößter Bedeutung, weil sonst leicht gefahrvolle Infektionskrankheiten entstehen können. Die Hauptsorge bei der richtigen Pflege des Nabels ist die Achtsamkeit für rasche Eintrocknung desselben, die durch einen entsprechenden Nabelverband (s. Technik, S. 135) unterstützt wird. Nässe und Feuchtigkeit verzögern die Eintrocknung des Nabels, der gegen Ende der ersten Woche bereits abfallen soll. Deshalb wird dem Neugeborenen nach der Geburt ein Reinigungsbad gegeben, das nächste Bad erfolgt erst nach Abfallen des Nabelschnurrestes.

Während des intrauterinen Lebens liegt die Bedeutung des Nabelstranges in der Ernährung des Kindes, dem die Nährstoffe aus der mütterlichen Plazenta durch die kindliche Plazenta und die Nabelgefäße direkt mit dem Blut in die Körpergewebe übergeführt werden. Die Blutzirkulation gestaltet sich vor der Geburt in der Weise, daß das arterielle, also sauerstoffreiche, mit Nährstoffen beladene Blut durch den Nabelstrang in den kindlichen Körper fließt.

Durch Behinderung der Sauerstoffzufuhr und der Kohlensäureabgabe kommt es insbesondere bei Frühgeburten und unreif geborenen Säuglingen zu einem Zustand, den wir als Asphyxie bezeichnen. Sie kann angeboren oder erworben sein. Das schwer asphyktische Kind ist extrem blaß, die Reflexerregbarkeit ist erloschen, der Herzschlag ist schwach, die Atemtätigkeit setzt aus. Der Arzt verordnet meistens Hautreize (Übergießung mit kaltem Wasser), künstliche Atmung, Sauerstoff. Aspirierte Schleimmassen müssen entfernt werden.

Angeborene Herzfehler sind äußerlich durch eine Blaufärbung der Lippen (Zyanose) und durch schlechte Hautfarbe gekennzeichnet, Erscheinungen, welche mit der mangelhaften Sauerstoffversorgung der Haut und der sichtbaren Schleimhäute zusammenhängen.

Das neugeborene Kind darf, insbesondere solange der Nabel noch nicht vollständig abgeheilt ist, nur mit sorgfältig gereinigten Händen berührt werden, da der Nabel, wie bereits erwähnt, die Eintrittspforte für verschiedenartige Infektionserreger abgeben kann. So kann z. B. vom Nabel aus ein Rotlauf ausgehen, der sich durch eine scharfbegrenzte, flächenhafte Rötung in der Umgebung des Nabels bemerkbar macht. Besonders leicht kann es zur Infektion mit Tetanusbazillen kommen. Diese finden sich häufig in Gartenerde. Tetanusinfektionen können daher leicht durch Hebammen zustande kommen, wenn diese im Garten beschäftigt sind und mit Gartenerde in Berührung kommen, um dann, ohne sich entsprechend zu reinigen, den Nabel des Neugeborenen berühren.

Starrkrampf (Tetanus)

des neugeborenen Kindes wird durch den Tetanusbazillus hervorgerufen. Es können schon am Tage der Geburt oder am nächst-
folgenden Tag die ersten Erscheinungen auftreten. Meistens erfolgt

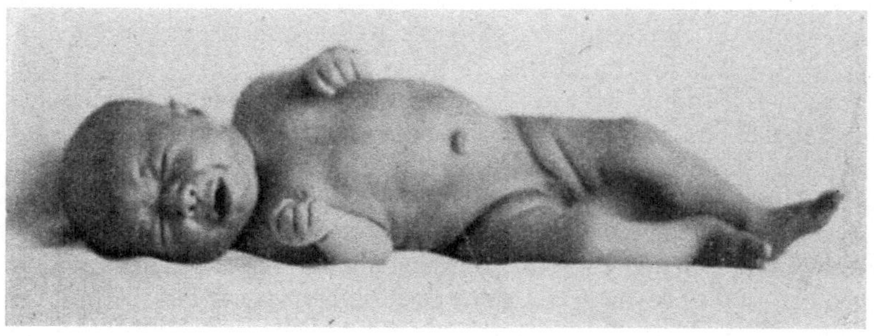

Abb. 10. Tetanus (Starrkrampf). Krampf in der Gesichtsmuskulatur
und in den Händen.

der Ausbruch der Erkrankung erst in der zweiten Woche. Je früher
die Erscheinungen des Neugeborenen-Tetanus zur Beobachtung

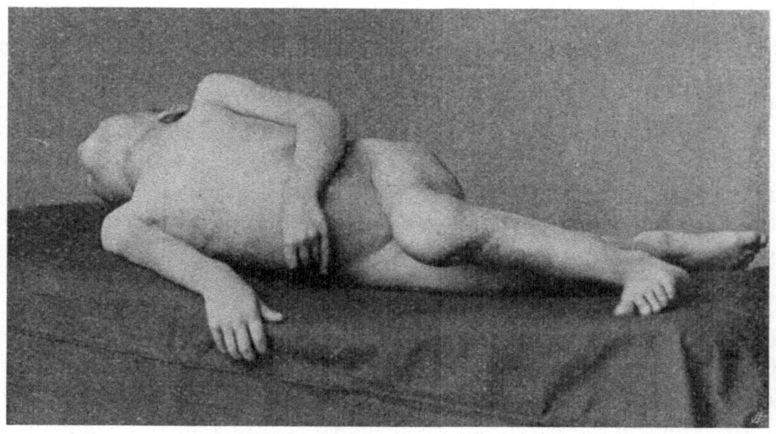

Abb. 11. Tetanus. Hochgradige Krämpfe der Hals- und
Rückenmuskulatur.

kommen, um so massiger ist die Infektion mit Tetanusbazillen erfolgt,
bzw. ein um so heftiger wirksames Gift wurde von den Tetanusbazillen in den Körper abgesondert.

Noch vor allgemeinen Krampfzuständen macht sich der Neugeborenen-Tetanus durch eine Erscheinung kenntlich, die bei sorgfältiger Beobachtung des Kindes nicht entgehen wird, das ist die **Kiefersperre**. Die Kinder halten die Kiefer eng zusammengepreßt: durch einen Krampf der Kau- und Gesichtsmuskulatur zeigt das Gesicht einen eigentümlichen Ausdruck und beim Anlegen des Kindes an die Brust, oder wenn ihm die Flasche gereicht wird, bemerkt man, daß es nicht imstande ist, den Mund zu öffnen. Die Ernährung solcher Kinder mit Kiefersperre macht große Schwierigkeiten, da es häufig unmöglich ist, den Säuglingen vom Munde aus Nahrung beizubringen. Man muß in solchen Fällen zur Sondenfütterung greifen, wobei die Sonde, wenn der Mund gar nicht geöffnet werden kann, durch die Nase in Speiseröhre und Magen eingeführt wird. Es steht uns zur Behandlung des Tetanus ein Heilserum zu Verfügung, das um so bessere Resultate gibt, je frühzeitiger es angewendet wird, weshalb die möglichst rasche Herbeiziehung eines Arztes von allergrößter Bedeutung ist.

Jede Eiterung oder Blutung aus dem Nabel muß überhaupt als krankhafte Erscheinung angesehen werden, die ärztliche Hilfe erfordert.

Schnupfeninfektionen des Neugeborenen.

Neugeborene Kinder, besonders aber lebensschwache Säuglinge und Frühgeburten sind durch hustende Erwachsene sehr gefährdet. Viele Kinder sterben in den ersten Lebenstagen an sogenannter „Lebensschwäche". In Wirklichkeit haben sie eine **Husten- oder Schnupfeninfektion** akquiriert und sterben an einer oft nur schwer zu erkennenden Lungenentzündung. **Hustende Kinder oder Erwachsene sind deshalb von nicht hustenden Säuglingen streng zu isolieren.** (Siehe auch S. 54.)

Blennorrhoe des neugeborenen Kindes.

Nach der Geburt und in den folgenden Tagen müssen die Augen des Kindes sorgfältig beobachtet werden und bei jedem eitrigen Ausfluß aus der Bindehaut muß der Arzt sofort verständigt werden. Besteht nämlich eine Gonorrhoe der Mutter, so werden die Schleimhäute der Augenbindehaut beim Durchtritt des kindlichen Kopfes durch die Geburtswege häufig mit Gonokokken infiziert, die dann die Augenblennorrhoe (Augentripper) hervorrufen. In dem eitrigen Sekret der Augenbindehaut können die charakteristischen, semmelförmigen Doppelkokken, die wir als Gonokokken bezeichnen und die in den weißen Blutkörperchen eingeschlossen sind, leicht nachgewiesen werden. Das Präparat wird auf ähnliche Weise hergestellt wie ein Abstrichpräparat bei der Prüfung auf Diphtheriebazillen (siehe Technik S. 114).

Die Augenblennorrhoe ist eine mit Recht außerordentlich gefürchtete Erkrankung, weil sie ohne rechtzeitige Behandlung zur Erblindung führen kann. Die Hornhaut kann vollständig erweichen, das Auge schrumpfen, so daß eine Heilung unmöglich wird. Zur Vermeidung derartiger böser Folgen wird gegenwärtig bei allen Neugeborenen, bei denen die Möglichkeit einer Gonokokkeninfektion der Mutter nicht auszuschließen ist, die sog. Credésche Prophylaxe vorgenommen, die in Einträufelung einer schwachen Silbernitratlösung in die Bindehäute beider Augen besteht:

Mit Daumen und Zeigefinger der linken Hand werden die Lider auseinander gezogen und aus einem Tropfröhrchen in der rechten Hand werden einige Tropfen einer Höllensteinlösung (zwei Teile Höllenstein auf 100 Teile Wasser) in die Bindehautsäcke geträufelt und mit physiologischer Kochsalzlösung nachgespült.

Soor (Mehlmund).

Der Soor wird durch den Soorpilz hervorgerufen. Es bilden sich auf der Zunge und Wangenschleimhaut punktförmige oder flächenhafte, fest haftende Rasen. Der Soor hat deshalb eine besondere Bedeutung, weil diese Infektion hauptsächlich bei geschwächten, unterernährten Kindern haftet und ein Anzeichen dafür abgibt, daß die Widerstandskraft des Kindes aus irgend einem Grund gelitten hat. Gelingt es, den Ernährungszustand des Kindes zu heben, so verschwindet der Soor in der Regel von selbst. Häufig versuchen nicht entsprechend ausgebildete Hebammen oder unerfahrene Mütter, den Soorbelag von der Wangenschleimhaut wegzuwischen, ein Verfahren, das strengstens verboten ist. Bei derartigen Manipulationen, bei energischem Reiben der zarten, leicht verletzlichen Mundschleimhaut des jungen Säuglings kann es leicht zu Schleimhautverletzungen kommen. Insbesondere an einer Stelle in der Mundhöhle pflegt die Schleimhaut verletzt zu werden, nämlich dort, wo die flügelförmigen Fortsätze des Keilbeines am harten Gaumen enden; es kommt an diesen Stellen durch Verletzung der Schleimhaut zur Ausbildung von eigentümlich halbmondförmigen Geschwüren mit speckigen Belägen, den Bednarschen Aphthen. Der Soor setzt sich mitunter durch die Speiseröhre in den Magen fort, niemals aber in die Luftwege.

Die Frühgeburt.

Das frühgeborene Kind ist durch sein niedriges Geburtsgewicht und seine geringe Körperlänge von dem normalgeborenen unterschieden. Es ist in seiner Lebensfähigkeit wesentlich schlechter daran als das ausgetragene Kind, und zwar um so schlechter, je früher es zur Welt kam.

Im allgemeinen pflegt man die Lebensfähigkeit von früh geborenen Kindern nach dem Geburtsgewicht in der Weise zu beurteilen, daß Frühgeburten über 1500 g als lebensfähig gelten und daß die Aussicht auf die Erhaltung des Kindes um so größer wird, je mehr sich das Geburtsgewicht der Norm nähert. Kinder mit einem Geburtsgewicht von weniger als 1500 g können nur ausnahmsweise am Leben erhalten werden. Parallel mit dem niedrigen Geburtsgewicht finden wir auch, daß die Gesamtkörperlänge und die Sitzhöhe weniger beträgt als bei ausgetragenen Kindern. Wenn wir hören, daß ein Kind bei der Geburt ein Gewicht von 1900 g und eine Sitzhöhe von 29 cm hat, so können wir von vornherein, ohne viel nachzudenken, sagen, daß es sich um ein frühgeborenes Kind handelt.

Das frühgeborene Kind ist in allen seinen Lebensäußerungen viel schwächlicher als das ausgetragene. Seine Stimme ist zart, wimmernd, es schläft fast die ganze Zeit hindurch. Die Körperoberfläche ist mit zarten, feinen Härchen bedeckt, sog. Lanugohärchen, die Fingernägel sind kurz, erreichen nicht die Fingerkuppe.

Frühgeborene Kinder sind durch zwei Eigenschaften besonders ausgezeichnet, die bei der Pflege derselben von allergrößter Bedeutung sind. Infolge mangelhafter Entwicklung der Wärmeregulierung kühlen solche Kinder außerordentlich leicht aus, sie nehmen Untertemperaturen bis 35⁰ und darunter an, anderseits können sie durch äußere Wärme auch hohe Fiebertemperaturen aufweisen.

Der Arzt pflegt, um die Auskühlung des frühgeborenen Kindes zu verhindern, verschiedene Anordnungen zu treffen. Man versucht, das unterkühlte Kind durch künstliche Wärmezufuhr auf normale Temperatur zu bringen, wobei aber auf die Vermeidung der Überhitzung sorgfältig zu achten ist (s. Technik S. 149). In früherer Zeit hat man sog. Brutkammern (Couveusen) benützt, das sind Zimmer oder Kästen, in denen eine gleichmäßige Temperatur von etwa 37⁰ erhalten wurde und in die solche frühgeborene Kinder gelegt wurden. Gegenwärtig ist man von der Anlage derartiger Couveusen in modernen Kinderspitälern ganz abgekommen, weil es sich als zweckmäßiger erwiesen hat, daß die Kinder den Kopf zur Atmung in der frischen Luft haben und nur der übrige Körper künstlich erwärmt wird. Es wurden die verschiedenartigsten Vorrichtungen angewendet, um künstlich dem unterkühlten, frühgeborenen Kind Wärme zuzuführen. Man kann große Literflaschen mit warmem Wasser füllen, mit Tüchern einwickeln und zu beiden Seiten des Kindes legen. Besser als gewöhnliche Glasflaschen eignen sich für diesen Zweck solche aus Ton oder Porzellan, die längere Zeit hindurch die Wärme behalten und daher nur seltener mit Wasser gefüllt werden müssen. Auch verschiedenartige Wärmevorrichtungen aus Blech, Wärmewannen, Wärmeplatten, Teller, Wärmekasten (s. Technik, S. 149) stehen für den gleichen Zweck in Kinderspitälern in Verwendung.

Bei der Anwendung von Wärmevorrichtungen jeglicher Art muß auf einen Umstand besonders Rücksicht genommen werden, nämlich, daß die Haut des frühgeborenen Kindes ganz außerordentlich empfindlich ist und durch eine Überhitzung leicht Brandverletzungen entstehen können, deren Behandlung mühevoll und langwierig ist.

Die zweite Schwierigkeit, die bei der Aufzucht frühgeborener Kinder ganz wesentlich in Betracht kommt, ist die erschwerte Nahrungsaufnahme dieser saugschwachen Geschöpfe. Durch die allgemeine Schwäche der Organe, die mangelhafte Entwicklung des Saugpolsters in den Wangen sind untergewichtige, frühgeborene Kinder oft nicht fähig an der Mutterbrust zu saugen, weshalb verschiedenartige Behelfe in Anspruch genommen werden müssen, um solchen frühgeborenen Kindern entsprechende Nahrungsquantitäten zuführen zu können.

Man versucht zunächst, wenn die Kinder an der Mutterbrust zu saugen nicht imstande sind, die Milch der Mutter mit einer Pumpe abzuspritzen. Bei einiger Übung sind geschickte Mütter auch ohne Anwendung einer Pumpe imstande, durch Druck auf die Brust mit der Hand die Milch herauszupressen. Die abgespritzte Milch wird nun den Kindern in der Flasche gereicht, doch wird man sich dabei häufig überzeugen, daß solche lebensschwache Geschöpfe auch nicht die Kraft aufbringen, um aus der Flasche zu saugen. In diesem Falle versucht man, die abgespritzte Muttermilch durch besonders konstruierte Löffelchen (Einnehmelöffel nach KERMAUNER) oder mit dem Tropfenzähler, wie er in der Augenheilkunde verwendet wird, dem Kinde einzuflößen. Bei besonders schwachen Geschöpfen muß zur Sondenfütterung gegriffen werden, über deren Technik die Schwester genau orientiert sein muß, da die Durchführung derselben in der Regel nicht vom Arzt, sondern von der Schwester vorgenommen wird. (S. Technik, „Sondenfütterung", S. 141.)

Nervöses Erbrechen.

Das sog. nervöse Erbrechen ist eine häufig vorkommende Erkrankung des Säuglings. Den leichtesten Grad stellt das „Speien" dar. Neugeborene Kinder und junge Säuglinge sind häufig beim Trinken noch ungeschickt und lassen nach dem Trinkakt einige Tropfen der aufgenommenen Nahrung wieder herausfließen. Da der Verlust an Nährwerten hiebei gering ist, hat diese Störung wenig Bedeutung. „Speikind—Gedeihkind". Vom Speien angefangen kommen aber alle Grade des „nervösen Erbrechens" bis zum höchsten Grad, dem Pylorospasmus vor. Das Erbrechen kann so hochgradig sein, daß die Säuglinge zufolge des bedeutenden Verlustes an Nährwerten bis auf Haut und Knochen abmagern. Beim Pylorospasmus handelt es sich, wie der Name sagt, um einen Krampf der Pylorusmuskulatur. Diese verdickt sich dabei mächtig; der Magen wird groß und gedehnt. Der Krampf kann so hochgradig sein, daß gar kein Mageninhalt in den Zwölffingerdarm hinüberfließen kann. Es gelangt nur wenig Material für die Stuhlbildung in den Darm. Die Kinder sind infolgedessen in der Regel hochgradig verstopft (Obstipation), wie denn überhaupt die Verstopfung im Säuglingsalter vielfach damit zusammenhängt, daß die Kinder zu wenig Nahrung erhalten.

Hitzeschädigung.

Abnorm hohe Außentemperaturen bilden während eines heißen Sommers für den Säugling eine besondere Gefahr. Er kann mit Fieber und Durchfällen erkranken. In solchen Fällen wird der Zustand vielfach dadurch gefahrdrohend, daß die Säuglinge, trotz des geschädigten Darmes, mit Milch überfüttert werden, weil die Angehörigen den erhöhten Durst durch eine Mehrzufuhr von Milch zu stillen suchen. Besonders gefahrvoll kann auch der Umstand werden, daß die Wärmeabgabe durch die Haut durch Einwickeln und Zudecken noch weiter verhindert wird. Die natürliche Ernährung beugt in sicherster Weise solchen Störungen vor. Bei künstlich genährten Säuglingen ist bei etwa eintretenden Brechzuständen während der heißen Sommermonate frühzeitig der Arzt zu Rate zu ziehen, der in der Regel eine verdünnte (gleichkonzentrierte oder Halbnahrung) von geringem Nährwerte anordnen wird. Hitzegefährdete Säuglinge sollen tunlichst in den kühlsten Wohnräumen untergebracht werden.

Exsudative Diathese und Ekzem.

Die Haut jüngerer Säuglinge reagiert häufig auf äußere Reize oder auf eine unzweckmäßige Ernährung (Milchüberfütterung usw.) mit oft sehr hartnäckigen Ekzemen. Diese Krankheitsbereitschaft, wobei nicht bloß die äußere Haut, sondern auch die Schleimhaut der Atmungs- und Verdauungswege auf bestimmte Reize mit Entzündung, Katarrhen, Exsudationen aller Art zu reagieren pflegt, bezeichnen wir als exsudative Diathese. Wir müssen so wie bei der Furunkulose unterscheiden zwischen Ekzemen, die durch äußere Schädigung verursacht sind, und zwischen solchen, die als Ausscheidung von innen heraus entstehen.

Große Sauberkeit, häufiges Trockenlegen (nach jedem Trinken), Benützung von nur ausgekochten Windeln wird im allgemeinen das Entstehen von außen kommender Ekzeme verhüten, welche sich hauptsächlich an Stellen bilden, die der Nässe ausgesetzt sind. (Intertriginöses Ekzem.) Säuglinge sind sehr häufig trocken zu legen, da die längerdauernde Berührung der Haut mit Harn oder Kot leicht entzündliche Veränderungen an der empfindlichen Haut des Säuglings bewirkt. Besonders oft findet man derartige Ekzeme an den Schenkelfalten, in der Genitalgegend und um den After herum. Sorgfältige Reinigung der Haut, wenn sie mit Stuhl verunreinigt war, Baden des Säuglings, ist Vorbedingung, wenn nicht schwerere Hautveränderungen entstehen sollen. Ein-

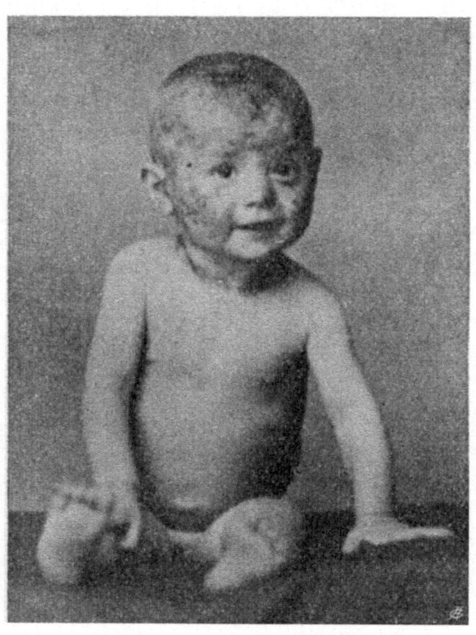

Abb. 12. Kopf- und Gesichtsekzem.

stuppen mit Zinkstupp, Lenicetpuder usw. ist nach der Reinigung empfehlenswert.

Ausgedehnte Ekzeme kommen auch auf Kopf und Gesicht vor (Vierziger). Es bilden sich dicke Borken, welche zufolge des heftigen Juckreizes blutig gekratzt werden. Der Arzt pflegt in der Regel eine Ölhaube oder eine Gesichtsmaske mit Öl oder Salbe zu empfehlen (s. Technik). Die Pflegerin soll darüber orientiert sein, daß es oft trotz sorgsamster Hautpflege bei ekzematösen Kindern nicht gelingt, die Haut zu heilen. Für solche Fälle ist ärztlicher Rat dringend nötig, da nicht bloß die empfindliche Haut des Kindes gepflegt werden muß, sondern das kranke Kind als solches behandelt werden muß.

Die meisten Katarrhe der oberen und tieferen Luftwege (Husten, Schnupfen) gehören nicht der exsudativen Diathese an, sondern kommen durch verschiedene Infektionen zustande, die wir als „Grippöse Infektionen“ bezeichnen. Es handelt sich um infektiöse Katarrhe, die durch verschiedene Erreger hervorgerufen werden können. Säuglinge sind für solche Infektionen besonders empfänglich.

Husten und Schnupfenfälle auf Säuglingsabteilungen oder bei einem einzelnen Säugling gehören zumeist in diese Gruppe von Erkrankungen und werden mit Unrecht als Folge einer „Verkühlung" aufgefaßt.

Die früher besonders auf Säuglingsabteilungen bestandene Angst vor der frischen Luft ist unbegründet. In der günstigen Jahreszeit können die Fenster ruhig offen gehalten werden und die Säuglinge, wenn es nicht allzu heiß ist, in die Sonne gelegt werden. Hustende Säuglinge sind aber von nicht hustenden streng zu isolieren.

Furunkulose.

Die Furunkulose der Säuglinge bildet ein sehr häufiges und lästiges Leiden. Eitererreger gelangen entweder von außen an die

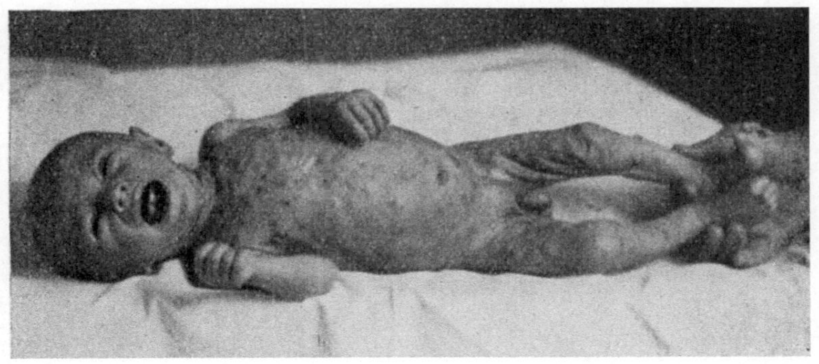

Abb. 13. Allgemeine Furunkulose bei einem hochgradig abgemagerten Säugling.

Haut, werden z. B. durch Reiben an der Unterlage in die Haut des Rückens oder des Hinterhauptes eingerieben und führen daselbst zur Entstehung von kleinen Abszessen. Aber auch durch die Blutbahn können Eitererreger durch den ganzen Organismus verschleppt und an die verschiedensten Stellen der Haut deponiert werden. Es können bei einem Säugling mehrere hundert derartige „Furunkel" an der Körperoberfläche entstehen. Die Furunkulose zeigt so wie der Soor in der Regel an, daß die Widerstandskraft des betroffenen Organismus geschwächt ist. Außer der örtlichen Behandlung der Furunkulose muß die Widerstandsfähigkeit des Kindes gehoben werden. Bei reifen erweichten Furunkeln geht man so vor, daß die Furunkel mit einem spitzen Skalpell eröffnet werden, der Eiter wird ausgedrückt (nicht mehr als 10 bis 15 solcher Furunkel sind auf einmal zu eröffnen) und nachher wird ein desinfizierendes Bad gegeben (s. Technik, S. 143).

Zu unterscheiden von der Furunkulose sind die oberflächlichen Impetigopusteln, welche auch durch Infektion der Haut mit Eitererregern entstehen. Es bilden sich Eiterblasen; durch Kratzen werden die Eitererreger oft auf andere Körperstellen übertragen. Im Gesicht und auf der behaarten Kopfhaut entstehen oft dicke Krusten. Zur Vermeidung der Selbstinfektion sind die Nägel kurz zu schneiden. Wichtig ist die Desinfektion der Haut (Seifenwaschungen, Waschungen oder Umschläge mit $1\,^0/_{00}$ Sublimatspiritus usw.).

Säuglingspflege.

Ein Säugling soll nie unnötig berührt werden. Wer fremden Säuglingen liebkosend die Wangen streichelt, der ist in der modernen Säuglingspflege nicht bewandert.

Bevor man einen Säugling oder dessen Gebrauchsgegenstände berührt, muß man sich jedesmal die Hände mit Seife tüchtig waschen. Glaubt man auch „reine" Hände zu haben, so haften doch daran unzählige, mit freiem Auge nicht sichtbare Krankheitskeime, die für Erwachsene zum größten Teil unschädlich sind, dem zarten Körper des Säuglings jedoch große Gefahr bringen können. Das Eindringen einer kleinen Unreinlichkeit, welches die Haut des Erwachsenen mit einem „Wimmerl" beantwortet, kann auf der zarten Haut des Säuglings gleich einen Eiterausschlag hervorrufen. Hat man einen Säugling nach seinem Stuhlgang gereinigt, so muß man auch sofort wieder die Hände waschen, bevor man sich weiter mit dem Säugling beschäftigt.

In der modernen Säuglingspflege liegt die Aufgabe darin, den Säugling vor allen Keimen zu schützen, um ihn auf diese Art vor Erkrankungen zu bewahren. Der gesunde Säugling ist gesund zu erhalten. Nur durch große Reinlichkeit und Genauigkeit läßt sich dieses Ziel erreichen. Wenn alle Schädlichkeiten, sei es durch unrichtige Ernährung, Kleidung, Lagerung, Behandlung der Haut, fernhalten werden, dann ist mit einem guten Gedeihen des Säuglings zu rechnen.

Reinigungsbad.

Während des ersten Lebensjahres wird das Kind täglich gebadet mit Ausnahme der ersten Tage nach der Geburt (bis zum Abfall des Nabelstranges). Das tägliche Reinigungsbad wird gewöhnlich vor der zweiten Mahlzeit gegeben, doch kann man wohl auch jede andere Tageszeit wählen, aber keinesfalls unmittelbar nach einer Mahlzeit. Wichtig ist, das Bad täglich zur gleichen Stunde zu geben.

Manche Säuglinge, die sonst während der Nacht unruhig waren, schlafen besser, wenn man sie abends vor der letzten Mahlzeit badet.

Die Technik des Badens ist allerdings beim Kinde eine andere als beim Erwachsenen, da es in jeder Beziehung empfindlicher ist und man sowohl auf die Temperatur des Badewassers als auch des Zimmers, dann auf die Waschmethode ein besonderes Augenmerk richten muß.

Größere Säuglinge sollen auch abends einer Reinigung unterzogen werden; diese muß kein Bad sein, sondern kann in einer

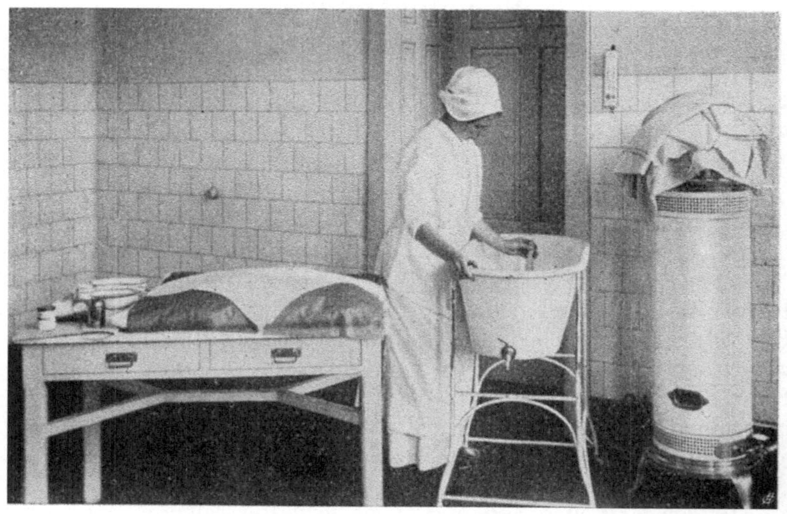

Abb. 14. Vorbereitung für ein Säuglingsbad. Die Schwester prüft die Temperatur des Badewassers. Wäsche wird auf dem Ofen vorgewärmt. Die übrigen Behelfe liegen auf dem Tisch vorbereitet.

tüchtigen Körperwaschung bestehen. Zu unterbleiben hat das tägliche Reinigungsbad nur, wenn es der Arzt verordnet.

Vorbereitung für das Bad.

Bevor man anfängt, den Säugling zu baden, müssen alle notwendigen Gegenstände ordentlich zurechtgelegt sein, um den Badevorgang nicht unnötig zu verlängern. Die Zimmertemperatur soll 20 bis 22⁰ C. betragen, Fenster und Türen sollen geschlossen sein.

Zum Säuglingsbad eignet sich am besten eine ungefähr 70 *cm* lange, 40 *cm* breite Emailbadewanne, es kann aber auch eine Badewanne aus Holz verwendet werden, nur muß jede Badewanne peinlichst rein gehalten werden. Sie darf nie einem anderen Zwecke, z. B. der Windelreinigung, dienen. Vor und nach dem Bade wird die Wanne mit Seife und Bürste gescheuert.

An dieser Stelle sei noch eines Auskunftsmittels gedacht (S p e r k): Zwei gewöhnliche, geradbeinige Stühle werden einander gegenübergestellt, so daß die vorderen Beine sich berühren, und diese fest miteinander zusammengebunden. Über die Lehnen wird ein mittelgroßes Leintuch in der Weise gespannt, daß eine Vertiefung nach Art einer Hängematte entsteht und die Enden des Leintuches werden hinter den Lehnen fest verknotet. Über die so gebildete Hängematte wird ein Stück wasserdichtes Tuch (Billrothbatist, Kautschukstoff) gebreitet und in die so entstandene Mulde das Badewasser gegossen. In dieser improvisierten Wanne kann der Säugling ebenso sicher und gut wie in jeder anderen gebadet werden.

In der Badewanne werden ungefähr 30 Liter Wasser von einer Temperatur von 37^0 C. hergerichtet. Nicht ganz sicher ist es, die Wärme des Wassers nach dem Gefühl mit der Hand oder, wie es auch oft geschieht, mit dem Ellbogen zu prüfen. Die Haut des Erwachsenen ist oft derart abgehärtet, daß heiß und kalt nicht richtig empfunden wird. Für das Säuglingsbad soll die Temperatur mit dem Badethermometer gemessen werden. Das Badewasser soll immer gut durchgemischt sein, damit nicht oben das warme Wasser steht, während das Wasser unten kalt ist.

Zur Reinigung der Körperöffnungen verwendet man etwas Watte und eine kleine Schale, gefüllt mit reinem, 37^0 C warmem Wasser. Der Zusatz von Borsäure ist nicht notwendig. Ist man nicht sicher, daß das Wasser rein ist, so ist es abgekocht zu verwenden. Das Wiener Hochquellenwasser ist verläßlich rein.

Zum Einseifen des Körpers wird eine etwas größere Schale mit warmer Seifenlösung gebraucht. Um die Seifenlösung zu bereiten, schneidet man 30 g Seife in dünne Scheiben und zerkocht sie in einem Liter Wasser. Milde Seifen sind für die Haut günstiger. Für ein Reinigungsbad werden ungefähr 150 g dieser 3% Seifenlösung gebraucht. Die Menge hängt sowohl von der Güte der Seife als auch von der Größe des Kindes ab.

Zum Einseifen verwendet man einen Waschlappen aus Frottierstoff, der aber nach jedem Gebrauch ausgewaschen werden muß. Ein Badeschwamm soll wegen der geringen Reinigungsmöglichkeit nicht verwendet werden.

Zum Pudern ist venezianischer Talk (Federweiß) zu verwenden; Reismehl zersetzt sich als organischer Stoff leicht und quillt als stärkehältige Substanz, wodurch es zur Reizung der Haut kommen kann. Am besten eignet sich zum Einstuppen eine Büchse nach Art der Zuckerstreuer. Watte zum Pudern zu verwenden, ist nicht zu empfehlen, weil meist die schon gebrauchte Watte in die Puder-

schachtel eingetaucht wird und somit das ganze Streupulver verunreinigt werden kann.

Eine sehr weiche Kopfbürste dient der Pflege des Haares. Die
Wäsche, mit welcher der Säugling nach dem Bade bekleidet wird, hat
auch handgerecht gelegt zu werden. Nach dem Bade soll nur ge-
wärmte Wäsche verwendet werden. Auf einen Wickeltisch wird ein
Wickelpolster gelegt, mit wasserdichtem Stoff (Gummituch, Billrothbatist) überdeckt. Darauf legt man den nur in eine Windel ge-
hüllten Säugling. — Erst wenn alle Vorbereitungen getroffen sind,
kann das Bad begonnen werden.

Augenreinigung.

Zuerst werden die Augen gereinigt. Der Kopf des Kindes wird
mit der linken Hand nach der Seite des zu reinigenden Auges gedreht,
um zu vermeiden, daß Unreinlichkeiten des einen Auges in das andere
fließen können. Man taucht ein kleines Stück weißer Watte in das
reine Wasser ein und wischt damit sanft vom äußeren zum inneren
Augenwinkel über das geschlossene Lid. Ist mit einem Mal nicht alle
Unreinlichkeit entfernt, so wiederholt man das Verfahren; wenn
nötig, legt man den nassen Wattebausch für kurze Zeit auf das Auge,
damit das angetrocknete Sekret aufgeweicht wird. Bei der Reinigung
des zweiten Auges verfährt man in der gleichen Weise, für jedes Auge
wird aber frische Watte genommen. Zeigt sich in den Augen eitriges
Sekret, ist sogleich das Kind ärztlicher Behandlung zuzuführen:
besonders beim Neugeborenen können Augenentzündungen unter
Umständen sehr gefährlich werden und, wenn nicht rechtzeitig
behandelt, sogar zur Erblindung führen.

Der Naseneingang wird mit in Wasser getauchter Watte
gereinigt.

Reinigung der Ohren.

Ein Stückchen gedrehte Watte wird in Wasser getaucht, etwas
ausgedrückt und sanft in den äußeren Gehörgang hineingedreht.
Um leichter in den Gehörgang zu gelangen, wird mit der linken
Hand der Ohrenknorpel vor dem Ohr etwas nach vorne geschoben
und der Kopf fixiert. Man muß sich stets vor Augen halten, daß
der Gehörgang des Säuglings viel kürzer ist als der des Erwachsenen. Eine Verletzung des am Ende des Gehörganges befindlichen
Trommelfelles ist daher sehr leicht möglich. Die Reinigung mit
harten Gegenständen, wie Schuhknöpflern, Haarnadeln ist unbedingt
zu unterlassen. Die Ohrmuschel wird in allen ihren Windungen sanft
gereinigt, ebenso die Falte hinter dem Ohr, welche besonders gut
getrocknet werden muß, da die Kinder hier sehr leicht wund werden.

Das Gesicht wird mit einem größeren Stück weißer Watte
und klarem Wasser gewaschen, und zwar die Stirne, die Augen-

brauen, der Nasenrücken, die Wangen, das Kinn, die Umgebung des Mundes und ganz zum Schluß die Gegend unter der Nase. Die Augen werden nicht mehr gewaschen, da sie zuerst der Reinigung unterzogen wurden.

Einseifen.

Um wirklich alle Körperstellen gründlich reinigen zu können, wird der Säugling außerhalb des Bades eingeseift.

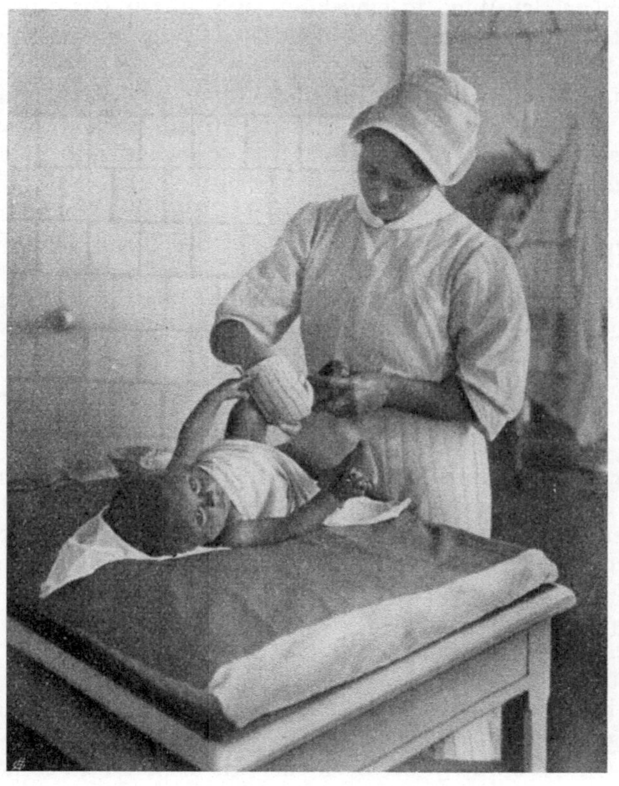

Abb. 15. Abseifen des Säuglings.

Man nimmt einen Waschlappen, taucht ihn in der größeren Schüssel mit 3% Seifenlösung ein, wäscht damit gründlich die behaarte Kopfhaut weit in die Stirne herein, aber so, daß ja keine Seife in die Augen spritzt, weil das brennenden Schmerz erzeugt, dann der Reihe nach Hals, Hände, Achselhöhlen, Brust und Bauch bis zur Nabelhöhe, Nabelfalten, Rücken bis zur Hüfthöhe, Füße,

Beine, Unterbauchgegend, Schenkelfalten, Geschlechtsgegend, Gesäß, zum Schluß die Umgebung des Afters. Hat man bereits diese Stellen, deren Hautfalten ganz besonders gut zu reinigen sind, geseift, so darf man nicht mehr auf einen anderen Körperteil übergehen, denn es wäre gefährlich, die dort befindlichen Unreinlichkeiten auf andere Hautstellen zu übertragen. Es muß die ganze Haut gut eingeseift werden, dabei darf aber nur zart gerieben werden, weil die Haut leicht wund gescheuert werden kann. Während des Einseifens bleibt das Kind in den Windeln eingehüllt, es wird nur der zu waschende Körperteil zur Reinigung entblößt und dann gleich wieder bedeckt.

Bei Knaben wird die Harnröhrenöffnung mit Watte und klarem Wasser abgewischt. Bei Mädchen werden die großen Schamlippen mit zwei Fingern der linken Hand von oben her sanft auseinander gehalten und mit einem in klares Wasser getauchten Wattestückchen zart von vorne nach rückwärts gewischt. Die Watte wird sehr naß genommen, damit die Stuppteilchen oder Stuhlreste tüchtig herausgespült werden. Mit einem Wattestück darf immer nur einmal gereinigt werden, dann muß ein frisches Wattestück genommen werden, denn sonst könnte die oberhalb der Scheide gelegene Harnröhre infiziert werden. Die Reinigung ist so lange fortzusetzen, bis alle allenfalls eingedrungenen Stupp- oder Stuhlteilchen entfernt sind.

Das Baden.

Um dem Kleinen das Bad möglichst angenehm zu machen, taucht man ihn nicht rasch ins Wasser, sondern senkt zuerst die Beinchen hinein, dann allmählich den ganzen Körper. Der Säugling muß im Bad richtig gehalten werden, damit er sich sicher fühlt. Die linke Hand der Pflegerin umgreift die linke Schulter des Kindes, das Köpfchen ruht am linken Handgelenk. Der ganze Körper soll möglichst vom Wasser bedeckt sein, nur ist sehr darauf zu achten, daß Badewasser weder in Augen, noch in Mund und Ohren kommt. Die rechte Hand spült nun die Seife in der gleichen Reihenfolge des Einseifens ab. Die meist zum Fäustchen geballten Hände müssen sanft geöffnet werden, um auch hier die Seife zu entfernen. Der gesunde Säugling fühlt sich im Bad äußerst wohl und strampelt lustig umher.

Nach 3 bis 5 Minuten wird er in ein durch eine Hilfsperson bereit gehaltenes gewärmtes Badetuch gehüllt und auf den Wickelpolster gelegt. Ist keine Hilfsperson zur Hand, so steckt man sich das Badetuch vor, um den Säugling gleich damit bedecken zu können. Man kann dem Vollbad eine Übergießung mit reinem Wasser von 37⁰ C folgen lassen, damit das unreine Badewasser wieder von der Haut entfernt wird.

Oft wird gefragt, ob das tägliche warme Bad das Kind nicht schwächt. Das Bad schwächt sicher nicht, wenn es nur kurz dauert, eben so lange, als notwendig ist, um die Seife abzuspülen. Das Bad soll nur ein Reinigungsbad und kein Dauerbad sein.

Abtrocknen.

Durch leichtes Streifen über den ganzen Körper wird der ins Badetuch gehüllte Säugling zuerst etwas erwärmt, die ärgste Feuchtigkeit wird abgenommen, dann erst wird gründlich getrocknet. Der Säugling bleibt mit dem Badetuch bedeckt, nur der zu trocknende Körperteil wird entblößt.

Das Gesicht wird sanft abgetupft, die behaarte Kopfhaut wird mit dem Badetuch trocken gerieben, am Kopf darf man etwas frottieren, weil die Haut dort nicht so empfindlich ist. Alle übrigen Körperstellen dürfen nur abgetupft und abgedrückt werden. Die zarte Haut des Halses wird sanft abgetupft; um gut in alle Falten zu gelangen, wird das Kind mit der linken Hand so im Nacken gehalten, daß das Köpfchen etwas rückwärts überfällt. Die Faust wird vorsichtig geöffnet, die Handfläche und die Räume zwischen den Fingern gut getrocknet, die Ärmchen selbst abgedrückt, ganz besonders die Hautfalten der Handgelenke, der Ellenbeugen und der Achselhöhlen berücksichtigt. Brust und Rücken werden am Badetuch abgedrückt. Dann kommen die Zehen und Beinchen an die Reihe, die Kniekehle wird besonders berücksichtigt und ganz zum Schluß wird die Schenkelbeuge peinlichst genau getrocknet.

Der äußere Gehörgang wird mit gedrehter Watte getrocknet, auch wird in allen Windungen der Ohrmuschel und in der Ohrfalte alle Feuchtigkeit entfernt.

Die Haut des Säuglings ist so zart, daß schon ein nicht ganz gründliches Abtrocknen genügt, um Wundsein zu erzeugen.

Pudern.

Das Pudern hat den Zweck, die Haut trocken zu erhalten und außerdem die Reibung in den Hautfalten zu verringern. Der Säugling wird überall dort eingestuppt, wo sich zwei Hautflächen gegenüberliegen, so hinter den Ohren, am Hals, im Nacken, in der Ellbeuge, unter den Armen, in der Fußfalte, in der Kniekehle und in der Schenkelbeuge. Bei Mädchen darf kein Stupp in die Scheide gelangen, weil derselbe als Fremdkörper die zarte Schleimhaut reizen könnte; sie wird während des Stuppens mit zwei Fingern der linken Hand überdeckt.

Das Puder wird nur auf trockene Haut und sehr dünn aufgetragen und außerdem noch mit einer Windel sanft verstrichen, so daß nur eine ganz dünne Schichte Stupp die Haut wie ein Hauch überdeckt. Ist stark eingestuppt, dann könnte das Puder leicht Knollen, bilden, die die Haut weit mehr reizen, als der Stupp sie schützt.

Ankleiden.

Nun wird der Säugling mit gewärmter Wäsche bekleidet (s. S. 138). Erhält der Säugling außer dem Hemdchen noch ein Leibchen, so werden die Ärmel desselben über die Ärmel des Hemdchens gesteckt, um beides auf einmal anziehen zu können. Der Ärmel wird aufgekrempelt, eine Hand faßt durch und ergreift alle Finger eines Händchens, die andere Hand stülpt den Ärmel über. Das Kind wird auf die Seite oder auf den Bauch gelegt, das Hemdchen im Nacken geknotet.

Eine ins Dreieck gefaltete Windel wird aufgebreitet, der Säugling daraufgelegt. Ein seitlicher Teil wird schräg über den Bauch gelegt und so darübergeschlagen, daß der Zipfel zur Schenkelbeuge weist. Der zweite Teil der Windel wird glatt über den Körper gelegt. Jetzt wird das Hemdchen stramm heruntergezogen und so weit wieder zurückgeschlagen, daß es nicht bei jedem Harnabgang naß gemacht wird; am Rücken wird es möglichst faltenlos übereinander gelegt. Eine zu einer Binde gelegte Windel wird über den Bauch geschlungen, am Rücken gekreuzt, die beiden Enden derselben oberhalb der Knie an die beiden losen Zipfel der ersten Windel geknotet, ohne daß die Windelhose den Säugling einschnürt.

Mundpflege.

Der Mund des Säuglings darf niemals ausgewischt werden. Die Schleimhaut des Mundes ist noch so zart, an manchen Stellen liegt sie knapp über spitzigen Knochen, so daß sehr leicht kleine Verletzungen entstehen können, die, in Geschwüre übergegangen, dem Kleinen viel Schmerzen verursachen können (s. S. 50). Hat der Säugling auch Milchreste im Mund, so schaden ihm diese viel weniger als eine Mundreinigung.

Beobachtung während des Badens.

Beim Baden hat man Gelegenheit, den ganzen Körper des Säuglings anzusehen. Es wird nicht schwer fallen, dabei jede Veränderung zu bemerken. In der Atmung kann etwas Auffallendes sein, sie kann zum Beispiel beschleunigt, unregelmäßig, keuchend sein. Die Augen können gerötet, verklebt oder eitrig sein, die Nase kann verstopft sein oder sie kann verschiedene Sekrete absondern. Weint der Säugling bei der Reinigung der Ohren schmerzlich, so tun ihm die Ohren weh; diese Empfindlichkeit ist meist mit einer Mittelohrentzündung verbunden, ebenso der eitrige Ohrenfluß. Hinter dem Ohr kann die Haut sehr leicht gerötet werden, was gleich im Beginn bemerkt werden sollte und durch Einlage von etwas Watte in die Ohrfalte in den meisten Fällen leicht behoben werden kann.

Jede kleinste Veränderung an der Haut soll man beachten, die Hautfarbe, besondere Trockenheit, Rötung, jedes Bläschen, jede Schwellung usw. Es muß auffallen, wenn ein Säugling ein Beinchen weniger bewegt als das andere, es allenfalls schlaff herabhängen läßt. Die Bewegung eines Gelenkes kann schmerzhaft sein oder Druckempfindlichkeit an einer Stelle bestehen. Man achte darauf, ob der Bauch eingesunken oder aufgetrieben ist, hart oder weich, ob der Nabel verändert ist, die Geschlechtsteile in Ordnung sind.

Kurz, alles vom Normalen, Regelmäßigen Abweichende muß man sofort sehen, um den Arzt rechtzeitig zu Rate ziehen zu können.

Kopfpflege.

Trotzdem man das Köpfchen täglich gründlich mit Seife wäscht, sammelt sich bei manchen Kindern an der behaarten Kopfhaut auf der Scheitelhöhe der sogenannte „Grind“ oder „Gneis“ an. Es ist dies eine Kruste, die aus dem Sekret der Talgdrüsen und aus Hautschuppen besteht; bei ungepflegten Kindern kommt noch Staub und Schmutz dazu, wodurch die Kruste verstärkt wird. Im Volke besteht die Meinung, man dürfe den Grind wegen des „weichen Fleckerls“ (Fontanelle) nicht entfernen. Bleibt jedoch diese Kruste darauf, so wird die darunter befindliche Haut gereizt, es kann zu Entzündungen und Eiterungen kommen; so entsteht das Bild des „wehen“ Kopfes.

Um den Grind zu entfernen, tränkt man ein Leinenfleckchen in Öl und legt es auf den Kopf. In ungefähr einer halben Stunde ist die Kruste aufgeweicht und läßt sich nun ganz leicht mit einem gewöhnlichen Staubkamm abkämmen. Der Kamm wird flach gehalten, man kämmt mit sanftem Druck von vorn nach rückwärts. Über die Fontanelle kann man ganz unbesorgt hinwegstreichen. Im Bad wird das Öl wieder entfernt.

Nagelpflege.

Die Nägel sollen wöchentlich einmal geschnitten werden, um dem Schmutz keine Unterkunft zu bieten und dem Säugling die Möglichkeit zu nehmen, sich aufzukratzen. Mit einer zarten scharfen Schere wird der Nagel in der Höhe der Fingerkuppe abgeschnitten, der Nagel darf jedoch nicht „manikürt“ werden. Die Ecken werden nicht eingeschnitten, die Haut des Nagelfalzes unter keinen Umständen zurückgeschoben, sie bildet ja den natürlichen Schutz des Nagels.

Trockenlegen.

Wer den ihm anvertrauten Säugling lieb hat, legt ihn trocken, so oft er naß ist. Das Trockenlegen geschieht besser vor wie nach der Mahlzeit, da manche Kinder nach dem Trinken erbrechen, wenn sie bewegt werden. Nach jedem Stuhlgang ist die Haut mit warmem Wasser in allen Hautfalten von den Stuhlresten zu befreien. Bei Mädchen ist stets von vorn nach rückwärts zu wischen, damit keine Stuhlteile in die Scheide oder Harnröhre gebracht werden, denn sie könnten dort Entzündungen hervorrufen. Jeder Stuhl ist genau auf seine Beschaffenheit und auf allfällige Beimengungen zu besichtigen. Es ist nicht nötig, auch nach jeder Harnentleerung die Haut zu waschen, insbesondere bei Brustkindern, da dieser Harn fast reines Wasser ist. Bei jedem Trockenlegen wird die Haut in der früher angegebenen Weise eingestuppt, um das Wundwerden zu verhüten.

Den Windeln sollte eine besondere Sorgfalt gewidmet werden. Die beschmutzten sind in einen eigens dazu bestimmten, gut verschließbaren Kübel zu legen, und zwar außerhalb des Säuglingszimmers. Irgendwie beschmutzte Windeln sollten zu keinerlei Manipulationen im Bereiche des Kindes verwendet werden. Es sollen überhaupt immer nur reine Windeln benützt werden. Betreffs des Waschens von Windeln muß besonders betont werden, daß man Windeln nie im beschmutzten Zustande trocknen soll, sondern sie sollen gleich eingeweicht und oberflächlich gereinigt werden, dann im Wasser liegen bleiben bis zur definitiven Reinigung. Diese geschieht in $^1/_2\%$ Sodalösung mit darauffolgendem Kochen von 10 Minuten Dauer. Diese Reinigung sollte aber jeden Tag einmal vorgenommen werden, um einem längeren als 24stündigen Liegenbleiben der schmutzigen Windeln zu steuern. Wichtig ist, daß die Windeln nach dem Waschen gut gespült und ohne Bläuen gebügelt werden. Sehr zu warnen ist vor dem Gebrauch von noch feuchten Windeln, da diese die Haut reizen.

Das Wundsein des Säuglings ist oft Schuld der pflegenden Person, seltener besteht eine besondere Neigung der Haut dazu. Die häufigsten Ursachen des Wundseins sind:

1. schlecht gewaschene Wäsche;
2. schlechtes Abtrocknen der Haut nach dem Bade;
3. zu langes Naßliegen;
4. ungenügende Reinigung nach Stuhlgang;
5. zu dickes Einpudern und ungenügendes Verstreichen des Streupulvers;
6. zu starkes Reiben der Haut bei der Reinigung.

Das Wundsein macht dem Säugling große Schmerzen. Ein Kind mit Wundsein (Intertriginöses Ekzem, S. 54) muß sehr oft trocken gelegt werden, die Haut wird durch Öl vor der Einwirkung der Feuchtigkeit geschützt. Etwas Öl wird auf ein reines, weiches Leinenfleckchen gebracht und auf die gerötete Stelle gelegt. Da das Waschen mit Wasser der schon gereizten Haut schadet, werden die Stuhlreste mit Öl entfernt. Das Wundsein kann bei mangelnder Pflege an allen jenen Körperteilen ausbrechen, wo zwei Hautflächen einander gegenüberliegen, so z. B. in der Ellbeuge, Achselfalte, Halsfalte, hinter dem Ohr usw.

Kleidung.

Die Kleidung hat den Zweck, den Säugling vor Abkühlung zu schützen und Feuchtigkeit aufzusaugen. Sie darf den Kleinen auf keinen Fall in seiner Bewegungsfreiheit hindern. Sie muß zweckentsprechend und der Jahreszeit angepaßt sein. Das Hemdchen, meist aus Leinen, soll zart und weich sein, um die Haut nicht zu reiben. Es ist ein Flügelhemdchen, mit einem Bändchen am Halse zu knoten. Knöpfe würden drücken. Nadeln, auch Schutznadeln, sind von Säuglingskleidern vollständig zu verbannen. In der kühleren Jahreszeit kann über das Hemdchen ein gestricktes Jäckchen gezogen werden. Das Hemdchen soll täglich gewechselt werden.

Die Windeln haben am besten eine Größe von ungefähr 75 *cm* im Quadrat (75 : 75) und müssen aus gut aufsaugendem Material sein.

Für gewöhnlich genügt es vollkommen, den Säugling in der früher beschriebenen Weise zu bekleiden, nur zum Spaziergang kann er allenfalls in ein Tragkissen gegeben werden. Für diesen Zweck wird der Säugling anders gewickelt. Auf das Tragkissen wird, um es vor Nässe zu schützen, ein ungefähr 35 : 35 *cm* großes Gummituch gelegt. Dieses ist täglich durch festes Abseifen gründlich zu reinigen, sonst würde es übel riechen. Keinesfalls darf die Einlage so groß sein, daß sie den ganzen Unterkörper einhüllt, es würde dadurch die Wasserabgabe durch die Haut behindert. Darauf kommt ein Flanell (quadratisch mit 75 *cm* Seitenlänge, 75 : 75), darauf eine Windel, am oberen Rand etwa handbreit um den Flanell umgeschlagen, als letztes wird eine ins Dreieck gelegte Windel gegeben. Der mit Hemdchen und Jäckchen bekleidete Säugling wird daraufgelegt, die mittleren Zipfel der dreieckigen Windel durch die Beinchen des Kindes gezogen und auf die Bauchseite gelegt, dann die seitlichen Teile quer um den Leib herübergeschlagen. Windel und Flanell werden glatt herumgewickelt, am Fußende nach rückwärts umgeschlagen, Hemdchen und Jäckchen darübergezogen, ersteres wieder hinaufgeschlagen. Der Kautschuk wird unter das Gesäß des Kindes gelegt, das Tragkissen locker geschlossen (s. auch Säuglingsausstattung S. 137).

Das mumienhafte Einschnüren mit einem Wickelband in den Wickelpolster ist energisch zu verbieten. Das arme Kind kann sich ja dann nicht bewegen, liegt fest gepreßt in einer schrecklichen Dunsthülle! Die Ansicht, daß es notwendig sei, dem Kind die Beinchen gerade zu strecken und festzubinden, ist vollkommen falsch.

Zur kühleren Jahreszeit wird im Freien der Kopf mit einer gestrickten Mütze bedeckt, zu Hause braucht man kein Häubchen. Beginnt der Säugling zu stehen, so geht die Kleidung allmählich in die übliche Kinderkleidung über.

Mit dem Tragen von Lederschuhen soll man warten, bis das Kind im Freien laufen kann: die ersten Gehversuche macht das Kind am besten barfuß, damit sich die Muskeln und Gelenke des Fußes normal entwickeln.

Das Bett.

Der Säugling soll sein eigenes Bett haben. Liegt der Säugling im Bett der Mutter, so muß er schlechte Luft atmen und es besteht die Gefahr, daß er von der Mutter infiziert oder im Schlaf erdrückt wird. Der einfache Wäschekorb kann als Lager dienen, nur muß er peinlichst rein gehalten werden. Allen hygienischen Anforderungen entspricht ein einfaches, modernes Eisenbettchen, durch welches auch die Gefahr des Herausstürzens des Kleinen beseitigt wird. Als Unterlage dient eine dreigeteilte Matratze, die durch ein Gummituch vor Nässe geschützt wird. Darüber wird faltenlos ein Leintuch gespannt. Auf das Leintuch legt man abermals einen Kautschuk, von einer Windel überdeckt, darauf ruht das Kind. Diese Windel wird ebenso wie die Windel des Höschens nach jeder Benässung erneuert. Der darunter befindliche Kautschuk muß täglich wenigstens einmal gründlichst gereinigt werden, und zwar wird er mit Waschel und 1% Seifenlösung beiderseits tüchtig gescheuert.

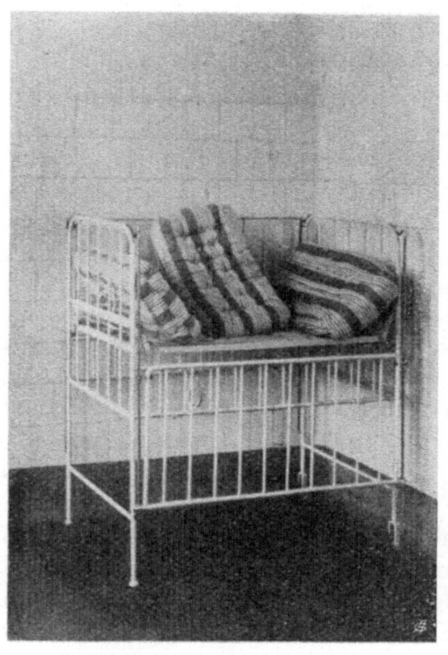

Abb. 16. Säuglingsbett mit drei Matratzenteilen; die vordere Wand läßt sich hinunterschieben.

Als Bedeckung ist eine leichte Wolldecke dem Federbett entschieden vorzuziehen, sie muß beiderseits von einem waschbaren Überzug umhüllt sein. Ein Kopfkissen ist für den Säugling überflüssig, es würde ihn nur in seiner normalen Lage hindern.

Das Säuglingszimmer.

Luft, Licht und Sonne müssen die Leitworte sein bei der Wahl der Wohnstätte des Kindes. Ein großes, helles, sonniges, leicht zu ventilierendes Zimmer mit möglichst einfacher Einrichtung, bei der unnötige Polsterungen und alle sonstigen Verzierungen, Ecken und Kanten unzweckmäßig wären, da diese nur Staubfänger sind. Wenn dem Prinzip Rechnung getragen wird, daß alle Gegenstände in der Nähe des Kindes waschbar sein sollen, so dürfte man dem Ideal eines Kinderzimmers am nächsten kommen. Selbstverständlich ist, nebst der Reinlichkeit und Staubfreiheit, für frische Luft Sorge zu tragen. Nicht nur dadurch, daß täglich öfters gelüftet wird, sondern auch dadurch, daß im Kinderzimmer jede Verrichtung, die eine Verschlechterung der Luft mit sich bringt, wie Kochen, Trocknen von Wäsche usw., zu unterbleiben hat.

Lufthygiene.

Gleich einer zarten Pflanze ist das Gedeihen des Kindes an Luft und Sonne gebunden. Sogenannter „Zug" schadet dem Kinde nicht. Vor plötzlicher Abkühlung jedoch soll der Säugling geschützt werden. Das Bettchen soll seinen Platz im Zimmer so haben, daß es möglichst viel von der Sonne erreicht wird. Bei schönem Wetter ist das Bettchen ans offene Fenster zu stellen, dabei ist der Säugling je nach der Außentemperatur zu bedecken, an warmen Sommertagen kann man ihn einige Zeit ganz nackt liegen lassen. Die zarte Haut muß allmählich an die Sonne gewöhnt werden, damit kein Sonnenbrand entsteht. Ist ein Garten zur Verfügung, so soll der Säugling in der schönen Jahreszeit möglichst den ganzen Tag im Garten zubringen. Zum Ausfahren wird ein Kinderwagen benützt, in dem der Säugling, je nach der Jahreszeit bekleidet, bequem liegen kann. Das Dach ist nur bei Regen zu schließen, sonst nimmt es zuviel frische Luft weg. Was das Ausführen des Kindes betrifft, so kann man im Sommer und Herbst schon den eine Woche alten Säugling ins Freie bringen, vorausgesetzt natürlich, daß es windstill und sonnig ist. Die günstigsten Stunden richten sich auch nach der Jahreszeit. Im Winter wähle man die Zeit zwischen 10 und 12 Uhr und nachmittags gegen 15 Uhr. Im Hochsommer sind die Morgen- und späteren Nachmittagsstunden die günstigsten. Das tägliche Ausfahren hat nur bei ausgesprochen schlechtem Wetter zu unterbleiben. Bei niedriger Temperatur wird das Kind wärmer bekleidet, die Dauer des Ausganges wird abgekürzt. Gegen das Schlafen des Kindes im Freien ist gar nichts einzuwenden. Wenn die Wohnung mit einem Balkon nach Süden oder einem sonnigen Garten verbunden ist, ist es überflüssig, das Kind auf die Straße oder in öffentliche Gärten auszuführen. Es bewähren sich auch einfache Holzbalkone recht gut, die auf den Fensterrahmen bei geöffnetem Fenster aufgelegt werden.

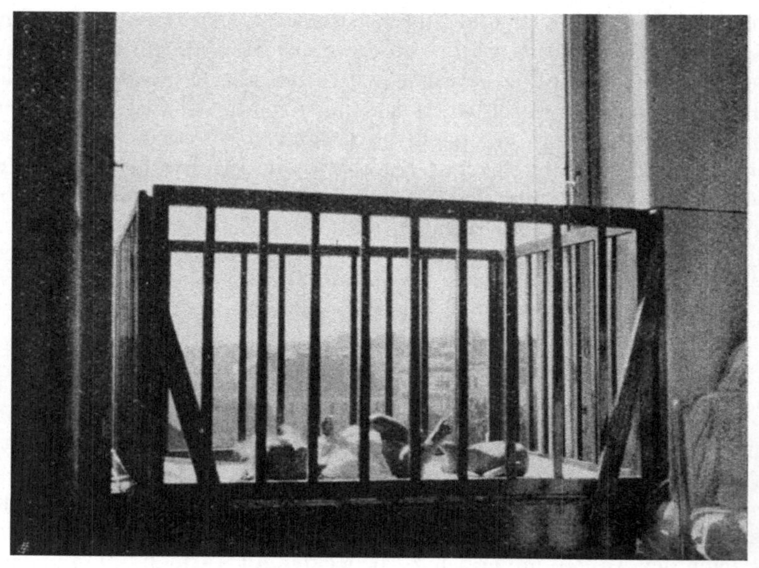

Abb. 17. Fensterbalkon für Säuglinge nach Pirquet.

Eine immer wieder gemachte Erfahrung bestätigt, daß Kinder, die viel an der Luft sind, frischer, gesünder und widerstandsfähiger werden als solche, die man ängstlich vor jedem Luftzug schützt.

Frische Luft muß dem Säugling reichlich zugeführt werden, es ist nicht zu fürchten, daß sie ihm schadet. Die alte Ansicht, daß man an „Schnupfen‟ nur durch „Verkühlung‟ erkrankt, ist nicht richtig. Schnupfen ist eine ausgesprochene Infektionskrankheit. Wohl schafft eine sogenannte „Erkältung‟ leichtere Infektionsbedingungen. Die Übertragung erfolgt durch die Luft, durch Husten und Niesen eines an Schnupfen erkrankten Menschen. Der Säugling ist wegen seiner geringen Widerstandskraft jeder Infektion leicht zugänglich. Personen mit Schnupfen sollten dem Säugling möglichst ferne bleiben. Ist die Mutter selbst an Schnupfen erkrankt, so ist dies wohl kein Grund zur Unterbrechung des Stillens. Die Mutter muß nur sehr vorsichtig sein und vermeiden, das Kind anzuniesen, anzuhusten oder anzuatmen. Am besten ist es, die Mutter bedeckt während des Stillens Nase und Mund mit einem Tuch und überläßt die anderen Verrichtungen am Säugling, wie Waschen, Ankleiden, Umwickeln usw. einer anderen Person.

Schon allein dadurch, daß beim Schnupfen die Nase schwer durchgängig ist, wird der Säugling geschädigt. Die normale Atmung des Säuglings erfolgt durch die Nase, er kommt bei verlegter Nase manchmal eher in Erstickungsgefahr, als daß er sich entschließt, den Mund zu öffnen. Besonders deutlich wird dies, wenn der Säugling einschläft. Immer wieder erwacht er wegen Luftmangel. Auch in der Nahrungsaufnahme an der Brust ist er gestört. Das arme Kind wird ganz verzweifelt, weil es durch die Nase keine Luft bekommt, läßt aber die Brust nicht los, bis es endlich zu schreien beginnt, von neuem zu trinken versucht und wieder in Erstickungsgefahr kommt. Der Säugling ermüdet derart, daß er die Lust am Trinken verliert. Er kann dann nur mühsam mit dem Löffel gefüttert werden. Ein Schnupfen ist beim Säugling keineswegs eine harmlose Erkrankung.

Die wichtigsten Kinderkrankheiten.

Über Impfungen, insbesondere über die Blatternschutzimpfung.

Das Überstehen gewisser Infektionskrankheiten bringt einen das ganze Leben hindurch währenden Schutz gegen diese Krankheiten mit sich. So wissen wir z. B. von Masern, Typhus und Pocken, daß sie in der Regel nur einmal akquiriert werden. Am geläufigsten ist unter den Infektionskrankheiten die Masernerkrankung, deren enorme Verbreitung und Ansteckungsfähigkeit aus dem Umstande am besten hervorgeht, daß diese Krankheit von den meisten Menschen im Kindesalter durchgemacht wird. Die Angehörigen sind in der Regel recht froh, wenn das Kind die Erkrankung überstanden hat, da sie einerseits aus Erfahrung wissen, daß die Kinder auf die Dauer ja doch nicht vor der Krankheit geschützt werden können, anderseits aber bekannt ist, daß die einmal durchgemachte Erkrankung an Masern auf Lebensdauer vor Wiedererkrankung schützt. Dieser dauernde Schutz ist durchaus nicht bei allen Infektionskrankheiten die notwendige Folgeerscheinung der einmal durchgemachten Krankheit. So wissen wir, daß man auch zweimal, ja sogar öfters Diphtherie, Rotlauf u. a. durchmachen kann.

Schon normalerweise besitzen wir in unserem Blutserum gewisse Stoffe, Schutzstoffe, „unspezifische Antikörper", wie wir sie zu bezeichnen pflegen, welche die Aufgabe haben, gleichsam auf Posten zu stehen und tägliche Gefahren, denen wir ausgesetzt sind, abzuwenden. Wird aber der Organismus von einer ganz bestimmten Infektionskrankheit, sagen wir Typhus, Masern, Pocken befallen, so bilden sich späterhin infolge dieser Erkrankung Schutzstoffe im Blutserum des Erkrankten, die mit dem Ausdruck „spezifische Antikörper" bezeichnet werden und welche nur gegen die eine und nicht auch gegen andere Krankheiten gerichtet sind. Ein Typhusrekonvaleszent ist nur gegen Typhus, nicht aber auch gegen Masern geschützt.

Des weiteren wurde aber auch die Beobachtung gemacht, daß es bei der Bildung der spezifischen Antikörper nicht auf die Schwere der Erkrankung ankommt, sondern daß im Gegenteil auch ganz leichte Erkrankungsformen, die in wenigen Tagen, ja vielleicht Stunden ablaufen können, den gleichen Effekt im Hinblick auf den späteren, dauernden Schutz nach sich ziehen. Ideal wäre es also, die Kinder mit den einzelnen Infektionskrankheiten, eventuell durch künstliche Übertragung der Krankheit, in so leichter Art und Weise zu infizieren, daß sie sozusagen gar nicht zum Bewußtsein der Krankheit kämen und doch den großen Vorteil des dauernden Schutzes, der bleibenden Immunität, hätten. Daß ein solcher Gedankengang im Bereiche der Möglichkeit liegt, dafür sind uns die Blattern, resp. die Schutzimpfung gegen die Blattern ein schlagender Beweis.

Die Basis für die Blatternschutzimpfung bildet der von dem englischen Arzte JENNER aufgestellte Satz, daß Personen, welche die Kuhpocken überstanden hatten, gegen Menschenpocken geschützt seien. JENNER hat im Mai 1796 den Inhalt einer Kuhpockenpustel, die sich an dem Arm eines Milchmädchens befand, das sich beim Melken kuhpockenkranker Kühe angesteckt hatte, auf einen Knaben verimpft und hat sodann den Inhalt der sich entwickelnden Bläschen auf mehrere andere Knaben weiter verpflanzt. Einige Tage nach Verimpfung des Inhaltes dieser Kuhpocken auf die Knaben wurden diese mit Menschenpocken geimpft, und zwar ohne jede weitere Reaktion. Wurden ohne derartige vorbereitende Impfung mit Kuhpocken die Menschenpocken eingeimpft, so wurde der allerdings lebenslänglich bleibende Schutz gegen Blattern recht gefahrvoll erkauft. Diese sogenannte „Blatterninokulation" wurde im 18. Jahrhundert insbesondere in englischen Hofkreisen viel geübt. Lady Montague, die Frau des englischen Gesandten, war ein begeisterter Apostel dieser Impfungsart. Die Inokulation wurde mehr von den Höfen als von medizinischen Kreisen propagiert. Letztere hatten zu sehr das Gefühl, daß diese Art der Impfung ein zweischneidiges Verfahren sei, das mitunter zu einer schweren Krankheit mit starken Ausschlägen, ja sogar zum Tod des Geimpften führte, sie befürchteten auch eine Weiterverbreitung der Blattern, da die inokulierten Blattern ebenso ansteckend waren wie die echten. Bekannt und in größerem Umfang durchgeführt wurde in Wien die Blatterninokulation auf Initiative der Kaiserin Maria Theresia, die selbst schwere Blattern durchmachte und dadurch erschreckt, im Jahre 1768 drei ihrer Kinder inokulieren ließ.

Die spontane Infektion mit dem noch bis heute nicht näher bekannten Erreger der „schwarzen Blattern" vollzieht sich wahrscheinlich auf die Weise, daß Keime in die Nasenschleimhaut gelangen. In den ersten Tagen bemerken wir noch keine Anzeichen, die darauf hinweisen würden, daß eine Infektion stattgefunden hat. Erst ungefähr zehn Tage nach der erfolgten Ansteckung — eine

Periode, die wir als Inkubationszeit bezeichnen — treten plötzlich Schüttelfrost, Kreuzschmerzen und hohes Fieber auf. Am vierzehnten Tage ist ein knötchenförmiger, in gewisser Beziehung den Masern ähnlicher Ausschlag zu bemerken, der sich aber in der weiteren Entwicklung von dem bekannten Bild der Masern alsbald unterscheidet, indem sich aus den Knötchen Blasen und aus diesen eitrige Pusteln entwickeln. Die Übertragung kann um diese Zeit nicht nur von Mensch zu Mensch, sie kann auch durch dritte Personen, ja sogar durch Gegenstände erfolgen. Ein sehr trauriges Beispiel für letztere Art der Übertragung fand im Jahre 1718 in Kapstadt statt, wo ein Schiff die Wäsche Pockenkranker ablud und eine sehr große Zahl von Menschen infizierte. Die Mortalität bei den Blattern ist sehr hoch. Bei den Überlebenden erinnern die Narben lebenslänglich an die durchgemachte Krankheit.

Bei der Blatternschutzimpfung können wir gleichsam im Kleinen den Ablauf der Erkrankung, gegen die wir schützen wollen, verfolgen, wir können die Entwicklung des Infektionserregers und die darauf erfolgende Reaktion des Organismus studieren. Um das Wesen der Impfung zu verstehen, müssen wir ein wenig genauer auf den Verlauf der gesetzten Impfung und auf die Vorgänge eingehen, die wir bei Wiederholung der Impfung beobachten können. Das Studium der letzteren wird uns insbesondere Aufschluß verschaffen über das Wesen der Dauerwirkung dieser Impfung.

Verfolgen wir also zunächst die Veränderungen, die wir an dem geimpften Arm sehen können. Unmittelbar nach Einbringen des Impfstoffes in das Unterhautzellgewebe können wir die sogenannte „traumatische Reaktion" in Form einer mehr oder weniger intensiven Rötung feststellen, die aber nach kurzer Zeit verschwindet und nichts Spezifisches mit der Blatternschutzimpfung zu tun hat. Erst am dritten oder vierten Tage nach erfolgter Impfung tritt wieder eine Rötung an der Impfstelle auf, nach weiteren zwei Tagen entsteht in der Mitte der Rötung ein Bläschen mit zunächst wasserklarer Flüssigkeit. Sticht man das Bläschen an und impft mit dem Inhalte andere Kinder, so entstehen an diesen frisch geimpften Stellen gleiche Bläschen wie das angestochene. Die Flüssigkeit enthält eine Reinkultur des Vakzineerregers. Das Bläschen nun, das wir als „Papille" zu bezeichnen pflegen, wächst von Tag zu Tag und wird um zirka 1 *mm* täglich im Durchmesser breiter. Die Größenzunahme ist aber eine begrenzte. Begrenzt durch die Vorgänge, die sich im Organismus, der sich gegen den Eindringling wehrt, abspielen. Wenn schädliche, fremde Substanzen irgend welcher Art in unseren Körper eindringen, so bildet unser Körper Schutzstoffe, sogenannte Antikörper, die die Aufgabe haben, den Kampf mit dem Feind aufzunehmen. War dieser Feind,

also wie im Falle der Schutzimpfung gegen Blattern, bisher unbekannt, so vergehen zirka zehn Tage bis es zur Bildung dieser
Antikörper kommt. Diese Schutzkörper haben nun auf den ein-
verleibten Blatternimpfstoff eine doppelte Wirkung: erstens, die
Erreger der Blattern werden abgetötet, zweitens, die Stoffwechsel-
produkte des unbekannten Krankheitserregers werden aufgeschlossen und gleichsam verdaut. Die hiebei entstehenden Spalt-
produkte wirken auf die Umgebung entzündungserregend und erzeugen
auch allgemeines Fieber. Rund um das Bläschen entsteht der als
Area bezeichnete, rote, schmerzhafte, empfindliche Hof. Nach
Abtötung der Erreger wächst die Papille nicht mehr weiter, sie
trocknet im Gegenteil ein. Die Entzündungserscheinungen gehen
zurück. Zunächst bleibt an Stelle der Papille ein Schorf zurück, der
alsbald unter Hinterlassung der Impfnarbe abfällt. Dies wäre der
typische Verlauf einer erstmaligen Blatternimpfung. Wird an einem
Menschen eine Wiederimpfung vorgenommen, so ist der Verlauf
derselben ein wesentlich anderer als bei der erstmaligen Vakzination. Bei der sogenannten Revakzination können drei Perioden
unterschieden werden:
    1. Periode der vollkommenen Unempfindlichkeit,
    2. Periode der sofortigen Reaktionsfähigkeit,
    3. Periode der beschleunigten Reaktionsfähigkeit.
    Die Periode der vollkommenen Unempfindlichkeit dauert nur
kurze Zeit. Wenn wir einige Wochen nach einer erfolgreichen Impfung
nochmals impfen, so sehen wir gar keinen Effekt der zweitmaligen
Impfung. Die Erklärung für diese Tatsache erscheint dadurch gegeben, daß im Blute noch so viele Schutzstoffe, Antikörper, kreisen,
daß die wenigen bei der Impfung in den Organismus hineingebrachten
Vakzineerreger sofort vernichtet werden.
    Die Erscheinungen der „sofortigen Reaktionsfähigkeit“ sehen
wir in jenen Fällen, bei denen schon ein längerer Zeitraum zwischen
erstmaliger Impfung und Wiederimpfung vergangen ist; wiederholen
wir z. B. die Vakzination zwei Jahre nach einer erfolgreichen Blatternimpfung, so können wir an der Impfstelle häufig schon innerhalb von
24 Stunden eine schwache Rötung bemerken, mitunter mit einem
Bläschen in der Mitte. Wenn wir die geimpfte Stelle, wie wir dies
von der erstmaligen Impfung so gewohnt sind, erst nach einer
Woche betrachten, so können wir in der Regel überhaupt keine Reaktion mehr bemerken. Die Erklärung für diese Periode der sofortigen Reaktionsfähigkeit des Organismus liegt in dem schon im
Laufe der Zeit geringer gewordenen Gehalt des Blutes an Anti-
körpern, an Schutzstoffen. Diese sind zwar in solcher Quantität
vorhanden, daß sie den Erreger der Vakzinekrankheit abtöten
können, reichen aber nicht mehr aus, um auch die giftigen Spalt-

produkte sofort zu verdauen. Vollständige Unempfindlichkeit entsteht überhaupt nur nach der ersten Impfung; wiederholte Impfungen erzeugen nur mehr den Zustand der sofortigen Reaktionsfähigkeit. Ist die Zeitperiode nach der ersten Impfung eine noch größere, sind schon viele Jahre nach der erstmaligen Impfung vergangen, so ist das Bild der wiederholten Vakzination wieder ein anderes. Statt wie bei der erstmaligen Impfung nach acht oder zehn Tagen, reagiert der Organismus früher, schon nach vier bis fünf Tagen; um diese Zeit ist die Papille noch klein. Die Erklärung lautet wie folgt: Die schützenden Gegenkörper fehlen zwar dem Organismus, sie wurden im Laufe der Jahre verbraucht. Sie können aber viel rascher wieder gebildet werden, als dies das erste Mal der Fall war. Die Schutzstoffe nehmen also den Kampf mit dem Eindringling schon zu einer Zeit auf, zu der der Vakzineerreger sich noch nicht voll entwickelt hat, und unterdrücken die Krankheit gleichsam im Keime.

Wenn wir annehmen, daß jemand nach mit Erfolg durchgeführter Impfung mit einem Blatternkranken in Berührung kommt, und Blatternkeime in sich aufnimmt, so wissen wir nach dem eben Ausgeführten, was weiter geschieht. Wenn die Impfung nur sehr kurze Zeit zurückliegt, so werden die Erreger sofort abgetötet. Ist der Zeitraum, der zwischen durchgeführter Impfung und dieser Berührung mit dem Blatternkranken liegt, aber ein langer, so hängen die auftretenden Erscheinungen von der Raschheit, mit der die fehlenden Schutzstoffe zur Entwicklung gelangen, ab. Je rascher die Antikörper mobilisiert werden, um so weniger wird von der stattgehabten Blatterninfektion etwas zu bemerken sein.

Die Blatternschutzimpfung wird gewöhnlich gegen Ende des ersten Lebensjahres vorgenommen, und soll am besten etwa im zwölften Lebensjahre wiederholt werden.

Feuchtblattern (Varizellen, Windpocken).

Der Erreger der Feuchtblattern ist unbekannt, ist aber sicher verschieden vom Krankheitserreger der echten Blattern oder der Variola. Ein Kind, welches Varizellen durchgemacht hat, kann ohneweiters an Variola erkranken und umgekehrt.

Die Inkubationszeit (d. i. die Zeit, die vom Tage der Ansteckung bis zum Ausbruch der ersten Krankheitserscheinungen vergeht) beträgt 14 bis 21 Tage. Die Übertragung geschieht durch die Luft, die Empfänglichkeit ist eine allgemeine. Es können schon Säuglinge an Varizellen erkranken. Eine einmal durchgemachte Krankheit verleiht in der Regel eine dauernde Immunität.

Bei den Varizellen entstehen auf der Haut kleine, rote Knötchen, die größer werden und in deren Mitte sich im Laufe kurzer Zeit

Bläschen bilden, die zunächst mit einem wasserklaren Inhalt erfüllt sind. Der Bläscheninhalt trübt sich im Laufe der folgenden Tage, dann platzen die Bläschen, es bildet sich eine Borke, die, manchmal unter Hinterlassung einer zarten Narbe, bald abfällt.

Die Ausbreitung des Varizellenexanthems erfolgt regellos über den ganzen Körper. Häufig finden wir auch auf der behaarten Kopfhaut sowie am harten und weichen Gaumen die charakteristischen Bläschen. Bei den Feuchtblattern finden wir die einzelnen Hautveränderungen bei demselben Kinde gleichzeitig in den verschiedensten Entwicklungsstadien vor, während bei den echten Blattern (Variola, schwarze Blattern) die Hautveränderungen, die Blasenbildung, die Vereiterung der Blasen in derselben Körperregion sich im gleichen Entwicklungsstadium zu befinden pflegen. Die Varizellen stellen im Gegensatz zur Variola eine unschuldige Erkrankung dar, bei der Komplikationen kaum zu fürchten sind.

Für kleine Kinder sind Varizellen hochinfektiös, sie sind daher im Spitalsbetrieb strenge zu isolieren. Innerhalb der Familie zu isolieren erscheint aber selten notwendig, weil die Krankheit ungefährlich ist.

Masern (Morbilli).

Der Erreger der Masern ist unbekannt. Die Übertragung der Erkrankung geschieht durch Luftinfektion, wobei zu bemerken ist, daß die Empfänglichkeit eine ganz allgemeine ist. Nur während der ersten sechs Lebensmonate besteht eine sogenannte angeborene Immunität, die von der Mutter ererbt ist. Einmal durchgemachte Masern verleihen in der Regel eine lebenslängliche Immunität gegen die Wiedererkrankung. Fälle von zwei- oder dreimal durchgemachten Masern gehören zu den Seltenheiten. Daß Erwachsene an Masern nicht erkranken, hängt mit dem Umstande zusammen, daß die meisten Menschen bereits in der Kindheit Masern durchgemacht haben. Wenn aber jemand durch das Kindesalter hindurchkommt, ohne mit Masern infiziert zu werden, so kann er auch noch im 50. oder 60. Lebensjahre Masern akquirieren. Die Masern bei Erwachsenen sind mit Recht gefürchtet, da sie in der Regel schwer und mit verschiedenartigen Komplikationen zu verlaufen pflegen.

Die Inkubationszeit beträgt, vom Tage der Infektion an gerechnet bis zum Ausbruch des Exanthems, 14 Tage. Bereits fünf Tage vor Ausbruch des Exanthems beginnen mit Fieber die sogenannten Prodromalerscheinungen, bestehend in Schnupfen, Husten und Bindehautentzündung der Augen (Conjunctivitis). Zur Zeit der Prodromalerscheinungen sind die Kinder schon fähig, andere anzustecken, wobei wir beachten müssen, daß die Ansteckung durch Husten und Nießen außerordentlich leicht erfolgen kann, indem kleine Schleimtröpfchen verspritzt werden. So leicht die Masern auch übertragen werden können, so wenig haltbar ist der Masernerreger in der Außenwelt. Bei der Eintrocknung der Tröpfchen scheinen die Erreger sofort abzusterben, so daß eine Übertragung durch Gegenstände, Kleider, Wäsche auf andere Kinder nicht erfolgt. Es besteht hier ein grundsätzlicher Gegensatz zwischen der Übertragung der Masern und der Übertragung des Scharlachs.

Zwei Tage vor Ausbruch des Exanthems, also zwölf Tage nach erfolgter Infektion, finden wir in der Regel an der Wangenschleimhaut und an der Lippenschleimhaut die sogenannten Koplikschen Flecke, kleine, kaum stecknadelkopfgroße, weiße, Kalkspritzern ähnliche Flecke, die für die Erkennung der Krankheit von großer Bedeutung sind. Wir können mit Sicherheit annehmen, daß ein Kind, welches Kopliksche Flecke aufweist, innerhalb von 48 Stunden den charakteristischen Beginn des Masernausschlages auf der Haut zeigen wird.

Das Masernexanthem besteht aus kleinen, hellroten bis rosaroten Flecken, die ungleich groß sind, vielfach zusammenfließen, aber immer derart, daß sich zwischen den Effloreszenzen blasse, normale Haut befindet. Hierin besteht ein Gegensatz zum Scharlachausschlag, der in gleichmäßigen kleinsten Fleckchen die ganze Körperoberfläche zu überziehen pflegt. Der Masernausschlag beginnt am Kopf (in der Regel zuerst hinter den Ohren), schreitet auf die oberen Rücken- und Brustpartien fort, breitet sich schließlich immer weiter nach unten aus und erstreckt sich innerhalb von zwei Tagen bis auf die unteren Extremitäten. 24 Stunden nach Beginn des Ausschlages können wir z. B. die Beine vom Masernausschlag noch völlig frei finden, während Kopf und Stamm bereits dichtes Masernexanthem zeigen. Die Entfieberung erfolgt innerhalb von drei oder vier Tagen nach Ausbruch des Exanthems.

In derselben Weise, wie sich das Exanthem von oben nach unten fortgepflanzt hat, blaßt es wieder ab, so daß wir an den unteren Extremitäten noch frisches Masernexanthem finden können, während Kopf und Stamm kein Exanthem mehr zeigen. Nach Abblassen des Exanthems bleibt zunächst eine braune Pigmentierung zurück, die Haut schuppt zart und etwa 14 Tage nach Beginn der Erkrankung sind die Kinder geheilt, falls nicht eine Komplikation die Krankheitsdauer verlängert.

Von Komplikationen kommen hauptsächlich in Betracht: Bronchialkatarrh, Lungenentzündung, Mittelohrentzündung. Besonders gefürchtet ist die Beziehung der Masern zur Tuberkulose in dem Sinne, daß bestehende tuberkulöse Erkrankungen durch den Masernprozeß häufig verschlechtert werden. Während der Masern wird die Tuberkulinreaktion bei tuberkulösen Kindern immer negativ; wir sprechen von einer Anergie und meinen darunter, daß die mit Masern infizierten, tuberkulösen Kinder die Reaktionsfähigkeit (Ergie) nicht besitzen.

Masernkranke Kinder sind, solange die Krankheitserscheinungen auf dem Höhestadium sind, in der Regel übel gelaunt, zufolge der bestehenden Conjunctivitis vertragen sie das Tageslicht schlecht, sie kneifen die Augen zu. Ihr Appetit liegt danieder.

Die Kranken brauchen nicht vor frischer Luft ferngehalten zu werden. Die Meinung, daß durch Luftzug die Erkrankung ungünstig beeinflußt werden kann, muß als Vorurteil bezeichnet werden. Das Krankenzimmer ist gründlich zu lüften; wenn zwei Zimmer zur Verfügung stehen, kann zweckmäßigerweise die Verbindungstüre zwischen beiden offen bleiben und das zweite Zimmer ständig gelüftet werden. Noch besser ist es, das Kind abwechselnd in dem einen, dann im anderen Zimmer liegen zu lassen und das benützte Zimmer inzwischen zu lüften. Masernkranke Kinder sollen womöglich zuhause gepflegt werden.

Röteln (Rubeolen).

Der Erreger der Röteln ist noch nicht bekannt. Die Übertragung erfolgt auf gleiche Weise wie bei den Masern, die Inkubationszeit beträgt 2 bis 3 Wochen.

Der Ausschlag ist masernähnlich, die einzelnen Flecke stehen jedoch mehr isoliert. Die bei den Masern geschilderten Prodromalerscheinungen fehlen bei den Röteln. Die Temperatur ist nur mäßig erhöht. Die Erkrankung ist im allgemeinen ungefährlich, Komplikationen kommen nur selten vor. Charakteristisch bei den Röteln sind Lymphdrüsenschwellungen, insbesondere der seitlichen Halslymphdrüsen.

Scharlach (Scarlatina).

Der Erreger des Scharlachs ist unbekannt. Vielfach werden die sog. Kettenkokken (Streptokokken) als Erreger angesprochen, doch ist es noch immer nicht bewiesen, ob sie tatsächlich den Scharlacherreger bilden. Die Übertragung der Erkrankung geschieht sowohl durch Kontakt, durch Berührung des scharlachkranken Kindes, als auch durch dritte Personen und durch Gegenstände. Im Gegensatz zum Masernerreger haftet der Scharlacherreger sehr lange Zeit an Gegenständen (Kleidern, Wäsche, Möbeln usw.), so daß die Desinfektionsvorschriften beim Scharlach gewissenhaft durchgeführt werden müssen.

In den ersten Lebensmonaten kommt Scharlach fast niemals vor, wahrscheinlich infolge einer angeborenen Immunität. Die Inkubationszeit schwankt; sie kann 24 Stunden oder auch mehrere Tage (3 bis 6) betragen. Die Prodromalerscheinungen beim Scharlach bestehen in Kopfschmerzen, Halsschmerzen und Erbrechen. Die Halsschmerzen sind auf die sog. Scharlachangina zurückzuführen. Die Mandeln sind geschwollen, zeigen punktförmige Beläge. Mitunter können die Beläge auch eine gewisse Ähnlichkeit mit diphtherischen Belägen zeigen. Die Zunge ist hochrot, zeigt deutliche Schwellung der Papillen und im Beginn der Erkrankung einen weißen Belag, der später abgestoßen wird (Himbeerzunge).

Der Scharlachausschlag erscheint von weitem als eine diffuse Rötung. Bei genauerem Zusehen können wir aber feststellen, daß er aus dicht nebeneinander stehenden Fleckchen zusammengesetzt ist. Das Gesicht zeigt die sog. zirkumorale Blässe, worunter wir ein Freibleiben der Nase, Ober- und Unterlippe, also der Partien um den Mund verstehen. Die Temperatur ist zur Zeit des Höhepunktes des Scharlachausschlages in der Regel sehr hoch, geht aber meist innerhalb der ersten Woche zur Norm hinab, wobei gleichzeitig mit der Entfieberung auch der Ausschlag verschwindet. Von der dritten Krankheitswoche an pflegen die scharlachkranken Kinder zu schuppen; die Schuppung ist viel gröber als bei den Masern und es dauert oft bis zu Ende der sechsten Woche, bis die Schuppung vollendet ist. Wir müssen die scharlachkranken Kinder solange als ansteckungsfähig betrachten, als die Schuppung andauert, also in der Regel bis zum Ende der sechsten Woche. Vor Vollendung der Schuppung dürfen scharlachkranke Kinder weder aus dem Spitale entlassen werden, noch, falls sie in häuslicher Behandlung stehen, mit gesunden Geschwistern in Berührung kommen oder gar in die Schule gehen. Die sog. Heimkehrfälle von Scharlach sind auf solche Patienten zurückzuführen, welche vor Vollendung der Schuppung aus dem Spital entlassen wurden, oder Scharlacherreger in ihrem Munde beherbergen und zu Hause ihre gesunden Geschwister mit Scharlach infizierten.

Von Komplikationen kommen hauptsächlich in Betracht: die Mittelohrentzündung, Gelenksschwellungen, Drüsenschwellungen, Komplikationen von Seite des Herzens und ganz besonders die Nierenentzündung. Die Nierenentzündung tritt vorzugsweise in der dritten Woche auf. Der Harn ist oft durch Blutbeimengung dunkel gefärbt. Der Scharlach bildet die Hauptursache für die „hämorrhagische Nephritis" im Kindesalter. Mitunter kann Nierenentzündung auch dann auftreten, wenn der Scharlach ganz leicht verlaufen war. Es gibt sogar Scharlachfälle, die nur mit Halsentzündung ohne Ausschlag ablaufen und trotzdem Nephritis verursachen. Bei jeder hämorrhagischen Nephritis, die einige Wochen nach einer Halsentzündung eintritt, können wir mit großer Wahrscheinlichkeit annehmen, daß das Kind Scharlach durchgemacht hatte.

Von scharlachkranken Kindern werden kalte Bäder, Wickel gut vertragen und müssen in sorgfältiger Weise nach ärztlicher Vorschrift durchgeführt werden. Zur Beschleunigung der Abschuppung werden tägliche Bäder und nachheriges Einfetten mit Vaseline verwendet.

Im Gegensatze zu den Masern sollen scharlachkranke Kinder tunlichst im Spital untergebracht werden. Bei der leichten Übertragbarkeit der Masern würde die Isolierung vielfach zu spät kommen; beim Scharlach jedoch läßt sich durch rechtzeitige Spitalaufnahme die Übertragung der Krankheit auf Geschwister oder Erwachsene in der Regel vermeiden. Durch die ersten 14 Tage ist strengste Bettruhe zu beachten. Durch Verabreichung einer fleischlosen Kost versucht man die Nierenentzündung zu verhüten.

Diphtherie.

Die Diphtherie ist eine Infektionskrankheit, welche durch den von LÖFFLER entdeckten Diphtheriebazillus hervorgerufen wird.

Der Diphtheriebazillus bildet im Abstrichpräparat kleine, unter Immersionsvergrößerung sichtbare Stäbchen, die in Gruppen, wie Häufchen von Zündhölzern, beisammenliegen („Nester") (s. Technik S. 114).

Es können schon neugeborene Kinder an Diphtherie erkranken, wenn auch meistens in den ersten Lebensmonaten eine von der Mutter übernommene (angeborene) Immunität vorhanden ist.

Nach einer Inkubationszeit von 2 bis 5 Tagen tritt unter leichtem oder mittlerem Fieber und geringen Allgemeinerscheinungen die diphtherische Erkrankung ein.

Wir unterscheiden drei Hauptformen der Diphtherie:

1. Die lokalisierte Form, die eigentliche diphtherische Halsentzündung. Die Kinder müssen gar nicht bedeutende Halsschmerzen haben; oft sind die Halsschmerzen wesentlich geringer als bei der gewöhnlichen, durch Streptokokken hervorgerufenen Halsentzündung. Wenn wir aber die Mundhöhle betrachten, so sehen wir an den entzündlich geröteten Mandeln einen flächenhaften, dichten, weißen oder gelb-weißen Belag, während bei der nicht diphtherischen Mandelentzündung (Tonsillitis) die Beläge in der Regel punktförmig angeordnet sind.

2. Die zweite Art der Diphtherie ist die fortschreitende Form: Von den Tonsillen kann die Diphtherie entweder in die Nase hinauf — oder in den Kehlkopf hinabsteigen. Es kann

aber auch ohne Mandelentzündung primär zu Exsudaten in der Nase (Nasendiphtherie) oder im Kehlkopf kommen (Kehlkopfdiphtherie oder echter Krupp).

Bei der Nasendiphtherie zeigen die Kinder im Beginn erschwerte Nasenatmung, später ergießt sich ein leicht eitriges, dünnflüssiges Sekret aus der Nase. Das Sekret ist weniger zähe als beim gewöhnlichen Schnupfen, oft etwas rötlich (bluthältig) und kleine Fetzchen (Membranen) enthaltend. Die primäre Nasendiphtherie ist bei Säuglingen die wichtigste Form der Diphtherie.

Bei der Kehlkopfdiphtherie bevorzugen die Beläge die Stimmbänder, können aber bis tief in die Bronchien hinunterreichen.

Die Haupterscheinungen beim diphtherischen Krupp sind Heiserkeit und Atemnot. Da die diphtherischen Membranen in der Luftröhre die Luftzufuhr erschweren, müssen sich die Kinder mit aller Anstrengung bemühen, um genügend Luft einatmen zu können. Diese Atemnot kann so hochgradig werden, daß die Kinder in Todesangst nach Luft ringen, hochgradig zyanotisch erscheinen und nur mit äußerster Anspannung der sogenannten Hilfsmuskeln imstande sind, Luft zu bekommen.

Der Arzt pflegt in diesem Zustand der schweren Kehlkopfdiphtherie einen Eingriff vorzunehmen, den wir als Intubation bezeichnen. Die Intubation wurde von dem amerikanischen Arzt O'DWYER in den achziger Jahren des vorigen Jahrhunderts erfunden und gehört zu den schönsten Eingriffen in der ganzen Medizin. Die Pflegerin muß über die Durchführung dieses Eingriffes genau orientiert sein, da derselbe nur unter ihrer sachkundigen Mithilfe in entsprechender Weise durchgeführt werden kann (s. Techn. S. 122).

Statt der Intubation, oder, wenn diese nicht zum entsprechenden Erfolg führt, wird der Kehlkopfschnitt, die Tracheotomie, durchgeführt. In jedem Fall von diphtherischem Krupp muß das komplette Intubationsbesteck und ein ebensolches Tracheotomiebesteck vollständig gebrauchsfertig bereitgestellt sein (s. Technik S. 144).

Zu unterscheiden vom echten diphtherischen Krupp ist der sogenannte falsche Krupp (Pseudokrupp), der infolge von verschiedenen Infektionskrankheiten auftreten kann und sich vom echten Krupp hauptsächlich dadurch unterscheidet, daß die Stimme des Kindes klar zu sein pflegt, während, wie wir bereits gehört haben, beim echten diphtherischen Krupp die Kinder heiser sind.

Die andere Gefahr bei der Diphtherie bilden die Lähmungen.

Die Diphtheriebazillen bilden ein Gift, das Diphtheriegift, und auf die Wirkung desselben sind verschiedenartige Schädigungen zurückzuführen. Am häufigsten nach leichter Vergiftung sehen wir

Lähmungserscheinungen, die in der zweiten oder dritten Woche auftreten, so z. B. die Gaumensegellähmung und die Akkommodationslähmung. Die Lähmung des Gaumensegels hat zur Folge, daß der weiche Gaumen keinen vollständigen Abschluß zwischen Mundhöhle und Nasenhöhle bewirkt, Umstände, welche zu einer Störung der Sprachfunktion (näselnde Sprache) und zu einer Störung der Nahrungsaufnahme führen. Die flüssige Nahrung kommt durch die Nase wieder heraus oder, wenn auch eine Lähmung des Kehldeckels vorhanden ist und beim Schlucken kein Abschluß des Kehlkopfes durch die Epiglottis erfolgt, kann die Flüssigkeit in den Kehlkopf gelangen, einen heftigen Hustenreiz, ja sogar Erstickung bewirken.

Die Lähmungen können auch andere Muskelgruppen ergreifen, so z. B. die Nackenmuskulatur oder, was ganz besonders bedenklich ist, das Zwerchfell. Außerordentlich gefährdet bei der Diphtherie ist das Herz. Besonders gegen Ende der zweiten Krankheitswoche kann Herzschwäche auftreten, der Puls wird klein und unregelmäßig. Das Herz des diphtherischen Kindes ist auch dann noch gefährdet, wenn das Kind scheinbar völlig rekonvaleszent ist. Deshalb muß sowohl während der akuten Erkrankung als auch noch lange Zeit in die Rekonvaleszenz hinein jede Erregung von diphtheriekranken Kindern oder Rekonvaleszenten nach Diphtherie möglichst ferngehalten werden.

Allerdings ist bei Tonsillardiphtherie oder einfachem Krupp und rechtzeitiger Serumanwendung die Lähmungsgefahr gering.

Gefährdet, Lähmungen zu akquirieren, sind Kinder, die ausgedehnte Membranbildungen aufweisen (insbesondere Nasendiphtherie).

3. Die dritte Form der Diphtherie ist die schwere, septisch-toxische Diphtherie, welche oft durch Diphtherievergiftung zum Tode führt, und zwar gewöhnlich in der zweiten Woche der Erkrankung, manchmal aber auch schon in den ersten Tagen.

Bei dieser Form bestehen grünliche, übelriechende Beläge im Rachen, stark empfindliche Drüsenschwellungen und gewöhnlich Untertemperaturen. Die Herzschwäche steht im Vordergrund der Erscheinungen, der Puls wird klein und unregelmäßig.

Wir besitzen gegen die Diphtherie ein spezifisches Heilmittel in Form des von BEHRING entdeckten Diphtherieheilserums. Pferden wird Diphtheriegift in die Blutbahn eingespritzt, worauf im Blut dieser Pferde Schutzstoffe (Antikörper) gegen die Diphtherie gebildet werden. Das Serum von solchen, mit Diphtheriegift vorbehandelten Pferden ist das Diphtherieheilserum. Die Einverleibung von Heilserum beim Menschen hat zur Folge, daß das Gift der Diphtheriebazillen von den Organen nicht mehr aufgenommen wird, weshalb die möglichst frühzeitige Anwendung des Serums von allergrößter Bedeutung ist.

Wenn jemand Diphtherie durchmacht, so bilden sich in seinem Blute genau so Schutzkörper wie beim Pferde nach der Einspritzung von Diphtheriegift.

Das Vorhandensein von Schutzkörpern im Blute eines Menschen können wir durch die sogenannte Schicksche Reaktion nachweisen. Die Einspritzung einer minimalen Menge von Diphtheriegift in die Oberhaut erzeugt bei Individuen, welche keine Schutzstoffe gegen Diphtherie besitzen, eine Hautreaktion ähnlich der Tuberkulinreaktion (s. S. 91). Sind bei einem Individuum Schutzstoffe vorhanden, so entsteht nach Einverleibung von Diphtheriegift in die Haut keine Hautreaktion.

Jemand, der auf Diphtheriegift eine Hautreaktion zeigt, also keine Schutzstoffe besitzt, ist jederzeit gefährdet, an Diphtherie zu erkranken. Jemand, der auf Diphtheriegift keine Hautreaktion zeigt, also Schutzstoffe besitzt, wird an Diphtherie nicht erkranken. Wenn z. B. eine Pflegerin auf die Einverleibung von Diphtheriegift eine positive Hautreaktion zeigt und somit erkennen läßt, daß sie keine Schutzstoffe besitzt, so soll sie, wenn sie Diphtheriekranke zu pflegen hat, gegen Diphtherie geschützt werden (Immunisierung).

Wir kennen bei der Diphtherie, so wie bei anderen Infektionskrankheiten zwei Arten von Immunisierungen:

1. die aktive Immunisierung und
2. die passive Immunisierung.

Ad 1. Die aktive Immunisierung besteht darin, daß der Organismus selbst dazu angeregt wird, Schutzstoffe zu bilden. Wenn dem Pferd Diphtheriegift eingespritzt wird, um Schutzstoffe zu erzeugen, so ist das eine aktive Immunisierung. In gleicher Weise wie das Pferd können wir auch den Menschen durch Einverleibung von Diphtheriegift immunisieren.

Ad 2. Die passive Immunisierung besteht darin, daß bereits fertiggebildete Schutzstoffe einverleibt werden. Eine solche passive Immunisierung können wir durch Einspritzung von Diphtherieheilserum erzielen.

Der Vorteil der passiven Immunisierung liegt darin, daß die Schutzwirkung, nachdem fertiggebildete Schutzstoffe einverleibt werden, sofort eintritt, der Nachteil aber darin, daß die Schutzwirkung nur kurze Zeit anhält (einige Wochen). Der Vorteil der aktiven Immunisierung liegt darin, daß die Schutzwirkung lange Zeit (viele Jahre) anhält, ihr Nachteil aber darin, daß die Schutzwirkung, nachdem die Einverleibung von Diphtheriegift sehr vorsichtig geschehen muß, erst nach mehreren Wochen (4 bis 5) eintritt.

Die Pflege des diphtheriekranken Kindes erfordert die allergrößte Sachkenntnis. Für kaum eine zweite Erkrankung ist so viel Verständnis nötig wie für die Diphtherie. Besonders mühevoll und anstrengend ist die Pflege beim schweren diphtherischen Kehlkopfkrupp, wo durch die hochgradige Atemnot Erstickungsgefahr besteht. Wenn das Kind intubiert ist, so darf sich die Pflegeperson auch nicht damit beruhigen, daß das intubierte Kind nunmehr außer Erstickungsgefahr ist: es besteht jederzeit die Möglichkeit, daß der Tubus ausgehustet wird und daß dann neuerlich intubiert werden muß. Der Tubus kann sich auch verstopfen und muß dann rasch entfernt werden. Gerade wegen der Möglichkeit des Aushustens und der Verlegung des Tubus stehen die Ärzte gegenwärtig auf dem Standpunkt, daß tunlichst nur in gutgeleiteten Kinderspitälern der Eingriff der Intubation ausgeführt werden soll, damit bei etwaigem Aushusten des Tubus jederzeit neuerlich intubiert werden kann. Ferner müssen wir beim diphtheriekranken Kind die Ernährung sorgfältig überwachen; die Zufuhr von Nahrung macht häufig besondere Schwierigkeiten. Der Puls muß regelmäßig kontrolliert werden, weil, wie bereits erwähnt, die Herzschwäche eine gefahrdrohende Komplikation bei der Diphtherie bildet.

Die Atemnot beim diphtherischen Krupp wird häufig gebessert durch Inhalationen von Wasserdampf. Man pflegt das Bett des Kindes mit einem Leintuch zu bedecken, zur Seite des Bettes einen Topf mit dampfendem Wasser zu stellen, wobei man aber darauf achten muß, daß das Zelt von vorne frei ist, damit das Kind andauernd beobachtet werden kann. Bei Anwendung derartiger Inhalationen muß man die Kinder vor Verbrennungen sorgfältig schützen, besonders wenn Dampfkessel, die mit ihrem langen Halsteil bis in das Bett des Kindes hineinragen, den Wasserdampf liefern.

Mumps (Parotitis, Ziegenpeter).

Der Erreger dieser Infektionskrankheit, ist unbekannt. Die Inkubationszeit beträgt 2 bis 3 Wochen. Die Ohrspeicheldrüse zeigt eine teigigweiche Schwellung, meist doppelseitig, seltener einseitig, wobei das Ohrläppchen durch die geschwollene Parotis abgehoben wird. Die Erkrankung ist im allgemeinen als nicht gefährlich zu bezeichnen; schwerere Komplikationen sind kaum zu befürchten.

Keuchhusten (Krampfhusten, Pertussis).

Der Keuchhusten ist eine Infektionskrankheit, deren Erreger ein von Bordet und Gengou entdeckter Bazillus ist. Die Empfänglichkeit für die Erkrankung besteht durch das ganze Kindesalter. Die Inkubationszeit beträgt 1 bis 2 Wochen; die Übertragung erfolgt von Mensch zu Mensch (Tröpfcheninfektion).

Der Keuchhusten verläuft in typischen Fällen in drei Abschnitten. Das erste Stadium, das sogenannte katarrhalische Stadium, ist durch einen gewöhnlichen Husten und Katarrh der Luftwege gekennzeichnet. Die Kinder sind während dieser Periode am meisten infektiös, wobei wir aber leider zugestehen müssen, daß die Erkennung dieses Stadiums die größten Schwierigkeiten bereitet, da die charakteristischen Hustenanfälle, die im zweiten Stadium auftreten, in der ersten Periode noch fehlen. Den Verdacht auf einen Keuchhusten wird man natürlich schon im ersten Stadium aussprechen können, wenn andere Kinder in der gleichen Familie oder im selben Haus an sicherem Keuchhusten erkrankt sind.

Das zweite Stadium ist jenes, in dem die wohlbekannten Keuchhustenanfälle auftreten. Diese Anfälle können sich bis dreißig- und vierzigmal im Tag einstellen; die Kinder husten heftig, strecken die Zunge heraus, unter höchster Atemnot werden die Kinder beängstigend zyanotisch; sie bekommen keine Luft, drohen zu ersticken, bis unter dem typischen Aufziehen durch die verengten Stimmbänder Luft eindringt und die kleinen Patienten, vor Müdigkeit ermattet, ins Bett zurücksinken. Häufig erbrechen die Kinder am Ende des Anfalles. Während dieser Periode sind die Kinder schon weniger ansteckend, als in der ersten. Noch geringer ist die Ansteckungsfähigkeit, wenn nach mehrwöchentlichem (3 bis 4) Bestehen des Keuchhustens

im dritten Stadium die Anfälle an Zahl und Intensität allmählich abnehmen, um nach weiteren 3 bis 4 Wochen schließlich vollständig aufzuhören.

Durch die heftigen Hustenstöße kann es im Laufe des Keuchhustens zu verschiedenartigen Komplikationen kommen. Leicht kenntlich sind Blutungen, wenn sie z. B. an der Bindehaut des Auges auftreten, und das sogenannte Zungenbandgeschwür. Dieses stellt ein kreisrundes Geschwür am Zungenband dar und kommt dadurch zustande, daß die Zunge bei den heftigen Hustenstößen vorgestreckt wird und das Zungenband an den unteren Schneidezähnen reibt. Komplikationen von Seite der Lunge (ausgedehnte Katarrhe, Lungenentzündungen) und ungünstige Beeinflussung bestehender tuberkulöser Prozesse sind beim Keuchhusten mit Recht gefürchtet.

Die größte Schwierigkeit bei der Pflege des keuchhustenkranken Kindes bildet die Ernährung. Es ist oft kaum möglich, den Kindern Nahrung beizubringen; sie erbrechen die aufgenommene Nahrung zufolge der heftigen Hustenstöße. Es muß in solchen Fällen die ganze pflegerische Kunst aufgewendet werden, um die Kinder bei Kräften zu erhalten. Zweckmäßig erscheint es, die Nahrung unmittelbar nach einem Keuchhustenanfall anzubieten, weil nach einem solchen doch eine gewisse Wahrscheinlichkeit besteht, daß die kleinen Patienten wenigstens für eine Zeit hindurch vor dem nächsten Anfall verschont bleiben und die aufgenommene Nahrung behalten können. Vielfach machen schon die Angehörigen die Wahrnehmung, daß durch gewisse Speisen, z. B. Brot, Obst, Weintrauben Anfälle ausgelöst werden; man wird naturgemäß solche Speisen für die Ernährung dieses Kindes dann nicht verwenden. Im übrigen erscheint bei der Pflege des keuchhustenkranken Kindes die Sorge für ständig frische Luft von größter Bedeutung. Die Kinder sind zu isolieren und es ist besonders darauf zu achten, daß keuchhustenkranke Kinder nicht etwa noch eine andere Krankheit akquirieren, da in diesem Fall die Gefahr besteht, daß der Keuchhusten ungünstig beeinflußt wird.

Tuberkulose.

Die Tuberkulose ist die bedeutungsvollste Krankheit des Kindesalters.

Bei der Tuberkulose des Kindes müssen wir uns einen außerordentlich wichtigen Satz einprägen, nämlich, daß die Tuberkulose eine **erworbene** Krankheit darstellt, daß die Ansteckung erst **nach der Geburt** erfolgt und nicht, wie dies bei der Syphilis so häufig ist, schon im Mutterleibe. Die Fälle von angeborener Tuberkulose sind so selten, daß sie praktisch keine Rolle spielen. Wenn wir uns diesen Satz einprägen und die Bedeutung desselben voll erfassen, dann haben wir für die Verhütung der Tuberkulose sehr viel gelernt. Wir müssen bedenken, daß eine tuberkulöse Mutter imstande ist, ein gesundes, nicht mit Tuberkelbazillen infiziertes Kind zur Welt zu bringen, daß aber die Infektion mit Tuberkelbazillen jederzeit, und zwar schon sehr bald nach der Geburt, mitunter schon am Tage der Geburt, erfolgen kann.

Der **Erreger** der Tuberkulose ist der von Koch entdeckte Tuberkelbazillus.

Die Infektion mit Tuberkelbazillen erfolgt vornehmlich durch sogenannte **Tröpfcheninfektion**. Die Tuberkelbazillen kommen in feinsten Tröpfchen oder Staubteilchen in die Luft (durch Husten eines Kranken mit einer offenen Lungentuberkulose, durch Aufwirbeln von Sputum oder eingetrocknetem Staub beim Kehren des Zimmers) und gelangen durch die Luftröhre in die Haupt- und Nebenbronchien oder bis in die Alveolen. Daselbst kommt es zur Bildung eines Knötchens. Wir bezeichnen dieses Knötchen als den **primären Herd**, bzw. nach seinem Entdecker als den **Ghonschen Herd**. Der primäre Herd verkalkt, wobei wir uns aber stets eingedenk sein müssen, daß die Kalkmasse den Herd gleich einer Kerkermauer nur umschließt und daß sie in ihrem Innern noch lebende Tuberkelbazillen beherbergt. Den primären Herd können wir im Röntgenbild manchmal deutlich sehen und wir finden bei Menschen, die einen solchen beherbergen, eine positive Tuberkulinreaktion. Während neugeborene Kinder niemals eine positive Tuberkulinreaktion zeigen, sehen wir, daß die Häufigkeit derselben mit zunehmendem Alter immer größer wird. In Wien steigt die Zahl der Tuberkuloseinfizierten mit jedem Lebensjahr um etwa 5% an. Mit 14 Jahren würden demnach 70% der Kinder eine positive Tuberkulinreaktion zeigen. Wir dürfen nicht alle diese Kinder als tuberkulosekrank ansehen, da sie ja größtenteils keine weiteren Erscheinungen der Tuberkulose aufweisen. Wir müssen nämlich bei der Tuberkulose streng unterscheiden zwischen der einmal stattgehabten Infektion mit Tuberkelbazillen und der tatsächlichen Erkrankung an Tuberkulose.

Vom primären Herd aus gelangen die Tuberkelbazillen, falls es zur Weiterverbreitung der Tuberkulose kommt, auf dem Lymphweg in die benachbarten Drüsen, bringen diese zur Anschwellung. Größere Lymphdrüsenpakete finden sich an der Teilungsstelle der Luftröhre. Durch Druck dieser Drüsen gegen die Luftröhre entsteht Atemnot, Husten (klingender Husten), wobei bemerkenswert erscheint, daß die Atemnot hauptsächlich bei der Ausatmung deutlich wird (exspiratorische Dyspnoe). Infektion der regionären Lymphdrüsen und primärer Herd zusammen bilden das sogenannte primäre Stadium der Tuberkulose.

Außer durch Einatmung von Tuberkelbazillen kann eine Tuberkuloseinfektion auch durch Genuß tuberkelbazillenhaltiger Milch erfolgen, in welchem Fall die ersten Veränderungen im Darm entstehen. Auch von der Haut aus kann die primäre Infektion erfolgen, z. B. von der Beschneidungswunde.

Es kann nun sein, daß die Tuberkulose mit dem primären Stadium abgeschlossen ist, daß es zu keiner weiteren Ausbreitung der Tuberkelbazillen im Organismus kommt. Es ist aber jederzeit möglich, daß die Tuberkelbazillen sich auf verschiedenen Wegen weiterverbreiten. Solche Wege sind die Lymphwege, z. B. die Lymphbahnen der anderen Lungenseite; es stehen aber auch noch andere Ausbreitungswege offen, so insbesondere der Blutweg, dann, wenn z. B. eine tuberkulöse Drüse sich gegen ein Gefäß öffnet und die Tuberkelbazillen durch die Blutbahn weitergeleitet werden.

Das sekundäre Stadium der Tuberkulose ist dadurch zu erklären, daß auf einem dieser Wege Tuberkelbazillen in den Kreislauf kommen. Es können auf diese Weise Tuberkelbazillen in alle Organe gelangen und Veränderungen in den Knochen, Gelenken, Gehirnhäuten, Rippenfell, Bauchfell, in der Lunge usw. bedingen. Von wichtigen Krankheitsbildern des sekundären Stadiums wollen

wir insbesondere zwei besprechen, die tuberkulöse Gehirnhautentzündung und die Miliartuberkulose.

Die tuberkulöse Gehirnhautentzündung gehört zu den
traurigsten Erkrankungen des Kindesalters, da sie ausnahmslos zum
Tode führt. Sie verläuft vom Anfang bis zu Ende innerhalb von
drei Wochen. Wir unterscheiden drei Stadien: Erstens das Pro-
dromalstadium in der Dauer von einer Woche. Als erstes Zeichen
wird häufig Erbrechen (vielfach bei gleichzeitiger Obstipation) beobachtet. Die Kinder werden verstimmt, appetitlos, zeigen mitunter leichte Temperatursteigerungen, klagen über Kopfschmerzen,

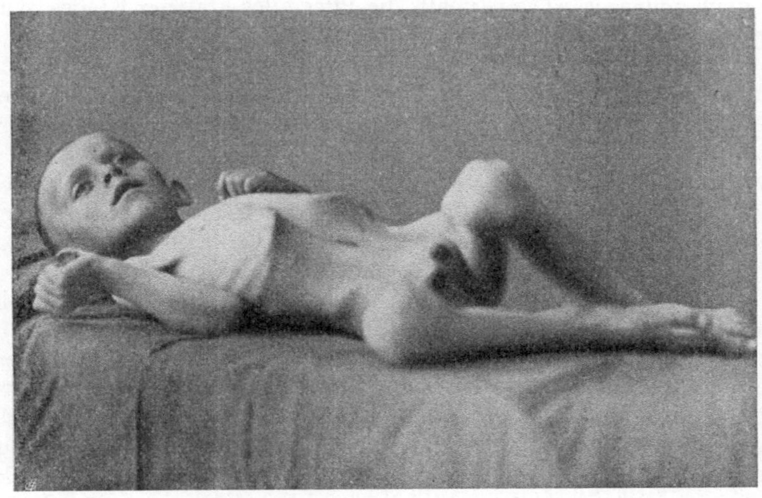

Abb. 18. Endstadium der tuberkulösen Gehirnhautentzündung
(Meningitis tuberculosa). Bewußtlosigkeit, Schielen, hochgradige
Abmagerung. Der Bauch ist tief eingesunken (Kahnbauch).

aber es sind noch keine sicheren Zeichen einer ernsten Erkrankung
festzustellen. In der zweiten Woche nun treten deutliche, schon
äußerlich kenntliche Zeichen der tödlichen Krankheit auf, das
Bewußtsein trübt sich zusehends. Das Kind befindet sich im
zweiten Stadium der Meningitis, dieses dauert ebenfalls eine
Woche. Es bestehen die verschiedensten Zeichen, welche als
Symptome der Hirnreizung zu deuten sind. Als solche haben wir
anzusehen: heftige Kopfschmerzen, Erbrechen, Zähneknirschen und
Pulsverlangsamung. Die Lumbalpunktion (s. Technik) zeigt, daß
die Flüssigkeit aus dem Rückenmarkskanal unter hohem Druck
herausfließt. Im Lumbalpunktat bildet sich nach 24stündigem

Stehen ein spinnwebenartiges Gerinnsel; in demselben können wir Tuberkelbazillen nachweisen. Der Appetit des Kindes nimmt immer mehr ab, das Sensorium trübt sich immer mehr und mit Beginn der dritten Woche treten wir in das dritte Stadium, das ebenfalls eine Woche dauert. Das Kind wird vollständig bewußtlos. Durch Schwinden des Bauchfettes und des Darminhaltes zufolge der bestehenden Appetitlosigkeit entwickelt sich der sogenannte Kahn- bauch. Der Puls, der im zweiten Stadium verlangsamt war, ist nunmehr deutlich beschleunigt und mit Ende der dritten Woche tritt der Tod des Kindes ein.

Wiewohl alle Fälle von tuberkulöser Gehirnhautentzündung tödlich enden, wäre es verfehlt, die Pflege des kranken Kindes nicht in der sorgfältigsten Weise durchzuführen.

Bei der Miliartuberkulose (Milium = Hirsekorn, Tuber- culum = Knötchen) kommt es durch Weiterschleppung von Tuberkel- bazillen in der Blutbahn zu einer Überschwemmung der ganzen Lunge mit kleinen, wie der Name sagt, hirsekorngroßen Knoten, welche dazu führen, daß die atmende Lungenfläche wesentlich ein- geschränkt wird. Die Kinder sind zyanotisch, sie leiden an Atem- not; der Arzt wird aus dem Röntgenbild und anderen Erscheinungen die Erkrankung erkennen.

Eine besondere Gruppe von tuberkulösen Erkrankungen, welche zum Sekundärstadium der Tuberkulose gehört, bildet die Skrophu- lose. Die skrophulösen Kinder zeigen sogenannte Oberflächen- katarrhe; die Augen tränen, die Nase fließt, das scharfe Sekret, welches aus der Nase herauskommt, verätzt die Oberlippe. Diese wird verdickt und oft rüsselartig vorgestülpt. Am Hornhautrande im Auge sehen wir häufig kleine Knötchen, sogenannte Phlyk- tänen, welche deshalb wichtig sind, weil sie die tuberkulöse Natur der Erkrankung erschließen lassen. Diese Phlyktänen pflegen mit einer Narbe abzuheilen und sind dann besonders unangenehm, wenn sie in der Mitte der Hornhaut sitzen und die sich ausbildende Narbe durch ihre Lage zu einem Sehhindernis führt.

Eine häufige Form der Knochentuberkulose bei Kindern ist die sogenannte Spondylitis. Durch tuberkulöse Erkrankung eines oder mehrerer Wirbel kommt es zu einem Buckel („Gibbus") an einer Stelle der Wirbelsäule. Dabei wird das Rückenmark ge- quetscht und es treten verschiedenartige Störungen auf, welche mit einer Schädigung des Rückenmarks zusammenhängen. Solche Kinder müssen sehr vorsichtig gelagert werden, unter Umständen verordnet der Arzt ein Wasserkissen, vielfach werden solche Kinder auch in Gipsbetten gelegt.

Bei diesen Kindern finden sich häufig auch tuberkulöse Er- krankungen an den Fingerknochen. Es kann zur spindeligen Verdickung der Grundphalangen an der Hand kommen, die wir als Spina ventosa bezeichnen.

Auch Auftreibung der Gelenke wird durch die Tuberkulose verursacht („Fungus"). Die häufigste Form der Gelenkstuberkulose ist die tuberkulöse Hüftgelenksentzündung. Die Kinder schonen dabei das kranke Bein, sie empfinden heftige Schmerzen, hinken und zeigen eine scheinbare Verkürzung der kranken Extremität.

Die Tuberkulose der Haut zeigt verschiedenartige Formen. Eigentümliche Knötchen auf der Haut, welche durch Fortleitung von Tuberkelbazillen durch die Blutbahn in dieselbe zustande kommen, werden als Tuberkulide bezeichnet.

Zur tertiären Tuberkulose rechnen wir jene Formen, die wir bei Erwachsenen zu sehen gewöhnt sind, die eigentliche Lungentuberkulose, die hauptsächlich bei älteren Kindern, welche nahe der Pubertätszeit sind, angetroffen wird.

Eine Form der Tuberkulose, die auch zum tertiären Stadium gehört, ist der Lupus, der aber im Kindesalter noch kaum vorkommt.

Für die Erkennung der Tuberkulose hat die Tuberkulinreaktion die größte Bedeutung. Die Pirquetsche Tuberkulinreaktion wird mit dem Alttuberkulin Koch durchgeführt. Man läßt Tuberkelbazillen auf Bouillon wachsen. Diese wird auf das Zehnfache eingeengt und stellt eine dicke, dunkelbraune Flüssigkeit dar. Zur Anstellung der Tuberkulinreaktion benötigen wir ein Tuberkulinbesteck, welches aus einem Fläschchen mit Tuberkulin und einem Bohrinstrument (Platiniridiumbohrer) besteht.

Die Streckseite des Unterarmes des mit Tuberkulin zu prüfenden Kindes wird mit Äther gereinigt, die Haut des Unterarmes mit der linken Hand von unten gespannt, worauf zwei Tuberkulintropfen in einer Distanz von etwa 16 *cm* auf den Unterarm gebracht werden. Mit dem Bohrer wird sodann zunächst eine Kontrollbohrung zwischen den beiden Tuberkulintropfen und hierauf innerhalb der beiden Tropfen selbst durchgeführt, ein wenig Watte auf die Tuberkulinstellen gegeben und dieselben mit Heftpflaster verschlossen. Ist die Tuberkulinreaktion positiv, so sieht man nach 48 Stunden eine deutliche, rote Papel an den Tuberkulinstellen.

Die Prognose der Tuberkulose hängt von drei Momenten ab:

1. Vom Lebensalter: Besonders ungünstig zu beurteilen sind die Infektionen im ersten Lebensjahr.

2. Von der Lokalisation des Prozesses: Gewisse Formen der Tuberkulose, so z. B. die tuberkulöse Gehirnhautentzündung, sind prognostisch immer als ungünstig zu beurteilen, gleichgültig, in welchem Alter sich das Kind befindet. Andere Formen, wie die

Gruppe der skrophulösen Erscheinungen, sind prognostisch weitaus günstiger. Die Lungentuberkulose ist prognostisch unsicher.

3. Von den Ernährungsverhältnissen: Schlechter Ernährungszustand verschlechtert die Prognose. Da die Tuberkulose als lang andauernde chronische Erkrankung mit Appetitlosigkeit einhergeht, magern die Patienten ab und die Abmagerung führt zu einer Schwächung der Widerstandskraft. Die erschreckende Zunahme der Tuberkulosetodesfälle während des Krieges und in der ersten Nachkriegszeit hängt zweifellos zum großen Teil mit den

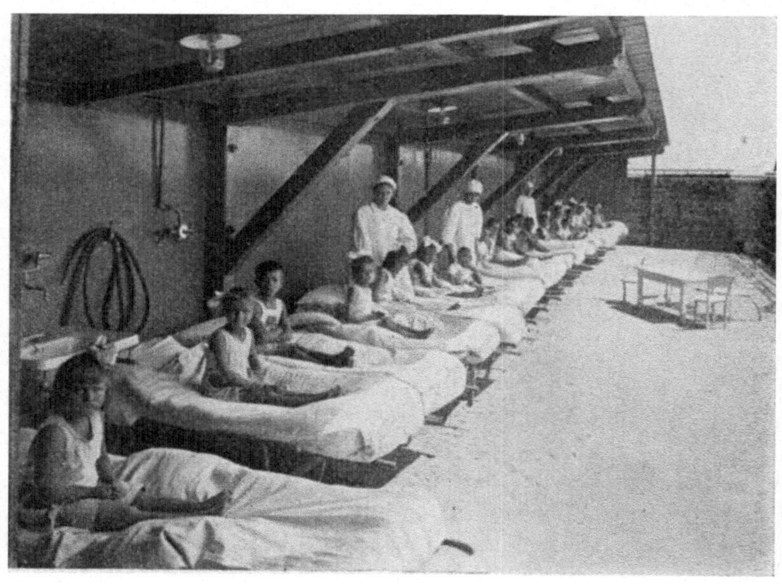

Abb. 19.   Freiluftstation für tuberkulöse Kinder auf dem Dache der Wiener Kinderklinik. Die Kinder liegen Tag und Nacht im Freien.

ungünstigen Ernährungsverhältnissen zusammen. Unsere Hauptaufgabe bei der Bekämpfung und Behandlung der Tuberkulose muß dahin gerichtet sein, den Ernährungszustand des Kindes auf der Höhe zu erhalten.

Gelingt es, den Appetit der Kinder zu heben, den reduzierten Ernährungszustand in die Höhe zu bringen und schöne Körpergewichtszunahmen zu erzielen, so haben wir die besten Vorbedingungen geschaffen, um in wirksamer Weise die Tuberkulose zu bekämpfen. Hiebei müssen wir uns merken, daß uns ein sehr wichtiges Mittel zur Verfügung steht, um die appetitlosen Kinder zum Essen zu bringen und die Unterernährung in wirksamer Weise zu bekämpfen, nämlich der Aufenthalt in der frischen Luft. Die **Freiluft-behandlung** der Tuberkulose wird seit vielen Jahren an der Wiener Kinderklinik in systematischer Weise durchgeführt; wir können sehen, daß Kinder, welche blaß, mager und appetitlos ins Spital gebracht wurden, hier Appetit bekommen, zunehmen und daß ihre tuberkulösen Veränderungen zur Ausheilung gelangen. Auf der Dachabteilung der Wiener Kinderklinik werden tuberkulöse Kinder, die sich für eine derartige Behandlung eignen, Tag und Nacht im Freien gehalten und in systematischer Weise ernährt. Eine strenge Tageseinteilung muß bei solchen Kindern eingehalten werden. Die Zeit für die Liegekur, für Essen, Spielen, Lernen muß streng vorgeschrieben sein.

Aber auch, wo eine solche Spitalsbehandlung nicht in Frage kommt, muß für die Verbesserung der hygienischen Bedingungen, für Aufenthalt in frischer Luft und für entsprechende Ernährung in der Familie vorgesorgt werden.

Die **Verhütung** der Tuberkuloseinfektion im ersten Lebensjahre ist von allergrößter Bedeutung. Auch die Pubertätszeit stellt eine kritische Periode dar, in der Tuberkulosefälle häufig ungünstig endigen. Bis gegen das 30. Jahr hin treten die so gefürchteten, rasch und ungünstig verlaufenden Formen der „galoppierenden Schwindsucht" auf. Wenn es angeht, soll das neugeborene Kind einer schwer tuberkulösen Mutter, oder wenn andere Familienangehörige eine schwere Tuberkulose aufweisen, wenigstens für das erste Lebensjahr aus dem tuberkulösen Milieu entfernt werden, weil wir schon sehr viel geleistet haben, wenn wir die Infektion mit Tuberkelbazillen wenigstens über das erste Jahr hinausschieben können. Die schwere, offene Tuberkulose der Mutter stellt einen der seltenen Gründe dar, unter denen der Arzt das Stillen in der Regel verbieten wird.

Syphilis.

Die Syphilis (Lues) ist eine Erkrankung, die, im Gegensatz zur Tuberkulose auf die Kinder gewöhnlich schon im Mutterleib übertragen wird. Hervorgerufen wird die Erkrankung durch die von Schaudinn entdeckte Spirochaete pallida. Dieses Gebilde ist ein Protozoon, das eine korkzieherartig gewundene Form hat, lebhaft beweglich ist und durch bestimmte Färbungsmethoden (Tuschfärbung) oder im Spiegelkondensor, im Dunkelfeld, mikroskopisch leicht nachgewiesen werden kann.

War die Infektion der Plazenta mit Spirochäten eine sehr frühzeitige und massige, so kommt es überhaupt nicht zur Geburt eines lebenden Kindes, sondern zur **Fehlgeburt** (Abortus) im dritten, oder zur **Frühgeburt** im sechsten oder siebenten Schwangerschaftsmonat. Solche Fehlgeburten zeigen dann schwere Veränderungen der inneren Organe. Bei leichter Infektion wird die Frucht ausgetragen. Solche Kinder können entweder schon zur Zeit der Geburt syphilitische Zeichen aufweisen oder, wenn die Infektion erst während der Geburt erfolgt ist, treten die Zeichen der angeborenen Syphilis erst im zweiten Lebensmonate auf. Ein syphilitischer Säugling, der deutliche Zeichen der Lues aufweist, kann ohne Gefahr für die eigene Mutter von dieser gestillt werden, auch wenn letztere keine Zeichen der Syphilis zeigt. Die Erklärung hiefür besteht darin, daß eine Mutter, welche ein syphilitisches Kind zur Welt bringt, unbedingt als syphilisinfiziert anzusehen ist, auch wenn sie selbst keine luetischen Zeichen aufweist.

Was die **Ernährung** syphilitischer Kinder anbelangt, so müssen wir uns merken, daß für diese die Ernährung an der Mutterbrust von der allergrößten Bedeutung ist. Die Ernährung eines syphilitischen Kindes an einer Ammenbrust ist strengstens untersagt (wenn nicht die Amme auch syphilitisch ist), da die Gefahr besteht, daß eine gesunde Amme durch das syphilitische Kind mit Syphilis infiziert werden könnte.

Das wichtigste Zeichen für die angeborene Syphilis bildet der **Schnupfen**. So sehr der Schnupfen bei größeren Kindern und Erwachsenen als unschuldige Erkrankung auftritt, so bedeutungsvoll ist er beim neugeborenen Kind. **Jeder Schnupfen bei einem neugeborenen Kinde ist syphilisverdächtig** und erfordert ärztliche Beobachtung. Der Schnupfen ist zurückzuführen auf eigentümliche, sogenannte Papelbildungen in der Nase des Säuglings; es kommt zum blutig-schleimigen Ausfluß der Nase, zu Einrissen in der Oberlippe und im Mundwinkel, zu sogenannten **Rhagaden**, die ebenfalls wichtige Zeichen der Syphilis darstellen. Der Schnupfen des neugeborenen Kindes ist aus dem Grunde besonders unangenehm, weil dann die Ernährung an der Mutterbrust erschwert sein kann. Solche Kinder bekommen durch die Nase nicht genügend Luft, atmen vornehmlich durch den Mund und, wenn sie an die Brust angelegt werden, lassen sie die Brustwarze alsbald aus, da sie eben durch die Nase nicht genügend Luft erhalten. Der Arzt wird bei solchen Kindern Ernährung mit abgespritzter Frauenmilch aus der Flasche verordnen, eventuell zur Fütterung mit der Sonde raten.

Ferner treten bei der Syphilis auch die verschiedenartigsten Hautausschläge auf, die durch ihre Farbe, durch ihr Aussehen und durch ihre Verteilung dem Arzt die Erkennung der Erkrankung gestatten. Wir wollen uns nur das eine merken, daß alle Ausschläge, die beim neugeborenen Kinde an Handtellern und Fußsohlen beobachtet werden, als syphilisverdächtig anzusehen sind und daß bei solchen Hautveränderungen sofort der Arzt zu Rate zu ziehen ist. Es bilden sich an diesen Stellen häufig Blasen, sogenannte Pemphigusblasen, die zunächst mit einem wässerigen Inhalt gefüllt sind, in welchem bei genauer Untersuchung Syphiliserreger nachgewiesen werden können.

Manchmal bildet sich bei hereditär syphilitischen Kindern ein Hydrocephalus aus, die Nasenwurzel ist eingesunken — Sattelnase.

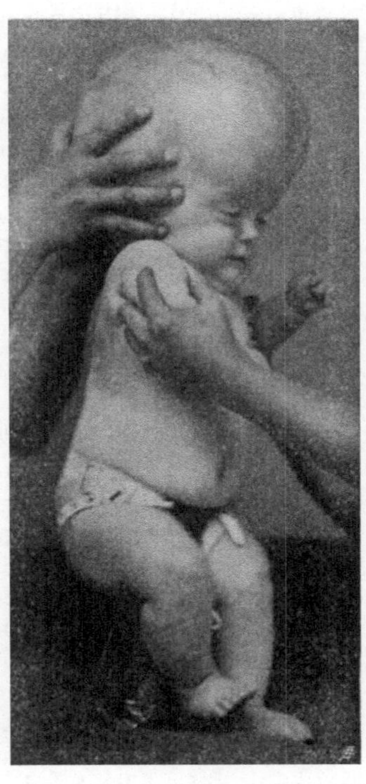

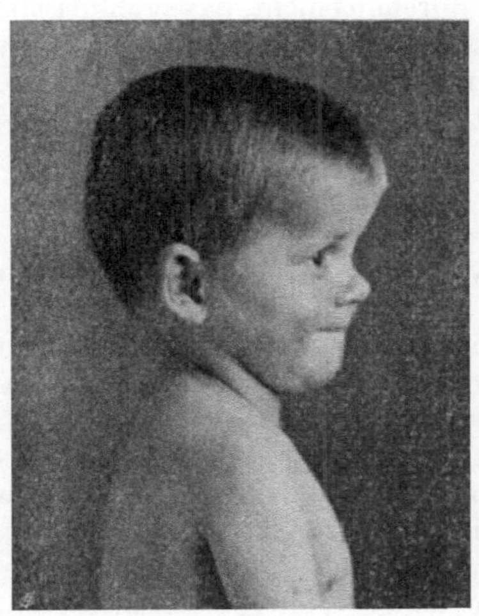

Abb. 20. Leichter, luetischer Wasserkopf (Hydrocephalus), Sattelnase.

Abb. 21. Hochgradiger Wasserkopf (Hydrocephalus), sog. Ballonschädel.

Syphilitische Veränderungen können weiters an allen inneren Organen, auch an den Knochen, auftreten, und im späten Kindesalter können wir aus der sogenannten Hutchinsonschen Trias die einmal stattgehabte Infektion mit Syphiliserregern erkennen. Die Hutchinsonsche Trias besteht aus Veränderungen an den Zähnen, Augen und Ohren. Die mittleren oberen, bleibenden Schneidezähne zeigen halbmondförmige Einkerbungen (Hutchinsonsche Zähne), die Hornhaut eine eigentümliche Trübung. Am Gehörorgan wird Schwerhörigkeit oder sogar Taubheit festgestellt.

Bei frühzeitiger und entsprechender Behandlung muß es durchaus nicht zu diesen spätsyphilitischen Zeichen kommen und, wenn sich solche ausbilden, müssen durchaus nicht alle drei Formen bei einem Kinde vorgefunden werden. Es ist möglich, daß nur die charakteristischen Veränderungen an den Zähnen oder an den Augen oder an dem Gehörorgan in Erscheinung treten. Im späten Kindesalter kann auch jene gefürchtete Erkrankung als Folge der angeborenen Syphilis vorkommen, die oft bei Erwachsenen als Folge der erworbenen Syphilis beobachtet wird, nämlich die **progressive Paralyse**.

Bei der ungeheuren Bedeutung, welche die Syphilis für das einzelne Individuum und für das ganze Familienglück hat, muß für eine sorgfältige und regelmäßige Behandlung des syphilitischen Kindes Sorge getragen werden. Wird bei einem Kind angeborene Syphilis festgestellt, so genügt es aber durchaus nicht, das syphilitische Kind zu behandeln, sondern es müssen gleichzeitig die Eltern dieses Kindes der gleichen Behandlung unterzogen werden, da sonst die Gefahr besteht, daß weitere syphilitische Kinder zur Welt gebracht werden (s. Technik S. 131).

Typhus und Ruhr.

Der Typhus wird durch den **Typhusbazillus**, die Ruhr durch den **Ruhrbazillus** hervorgerufen.

Bei beiden Krankheiten sind in der Regel **Darmstörungen** vorhanden, es bestehen Durchfälle, die bei der Ruhr blutig-schleimig zu sein pflegen. Die Bazillen gelangen mit **Stuhl und Harn** nach außen und können so Trinkwasser, Lebensmittel, Gebrauchsgegenstände infizieren. Pflegepersonal und Wohnungsgenossen werden nicht selten angesteckt. Durch infiziertes Trink- oder Badewasser, Milch usw. können ganze Epidemien entstehen.

Die Ausscheidungen (Stuhl, Urin) sind sorgfältig zu desinfizieren, und zwar **sofort** nach jeder Entleerung (gleiche Menge 33 % Kalkmilch zusetzen!). Auch die beschmutzte Wäsche muß desinfiziert werden (Einlegen in 2 % Lysol oder 1 °/₀₀ Sublimatlösung, dann Auskochen).

Sorgfältiges Händewaschen nach jeder Berührung des Kranken ist strenge zu beachten. Durch die lang andauernde Erkrankung kann es zur Dekubitusbildung (s. Technik S. 110) kommen, häufiger Lagewechsel ist auszuführen, eventuell Lagerung auf Wasserkissen. Säuberung der Mundhöhle, Abwaschen des Zungenbelages; Bäder zur Hautpflege. Angeordnete kalte Überschläge beim Typhus oder ganze Packungen sind sorgfältigst durchzuführen. Die Stühle sind dreimal nach erfolgter Entfieberung auf Bazillenfreiheit zu untersuchen. Bazillenträger oder sogenannte Dauerausscheider (Personen, die, ohne selbst krank zu sein, lebende Typhus- oder Ruhrbazillen ausscheiden) sind von der Kinderpflege, von Küchenbetrieben usw. auszuschließen.

Rotlauf (Erysipel).

Der Rotlauf ist eine Entzündung der Haut, die von Streptokokken verursacht ist und von hohem Fieber und schweren Allgemeinerscheinungen begleitet sein kann. Die Haut ist gerötet, die Rötung scharf begrenzt, der Rand etwas erhaben.

Es wurde bereits darauf hingewiesen, daß beim neugeborenen Kinde der Nabel die gewöhnliche Eintrittspforte für die Rotlaufinfektion darstellt. Bei älteren Kindern geht ein Erysipel häufig von der Nase (Nasenbohren), von einer ekzematösen Hautstelle, oder vom Genitale aus.

Früher waren Rotlaufinfektionen in Spitälern, Gebärkliniken, Findelhäusern häufig. Seit der strengen Beachtung der Regeln der Asepsis und Antisepsis wurden die Übertragungen immer seltener.

Spinale Kinderlähmung (Poliomyelitis acuta).

Die Poliomyelitis ist eine Infektionskrankheit, die mit Vorliebe das frühe Kindesalter befällt. Der Krankheitsprozeß ist hauptsächlich in den Vorderhörnern des Rückenmarkes lokalisiert, wodurch es zu schlaffen Lähmungen in den betreffenden Muskelgebieten kommt.

Die Inkubationszeit beträgt acht bis neun Tage, die Übertragung erfolgt von Mensch zu Mensch, wobei insbesondere leichterkrankte Zwischenträger eine Rolle spielen. In den ersten Tagen besteht meist Fieber. Den Angehörigen fällt im Beginne gewöhnlich die besondere Berührungsempfindlichkeit der Haut auf und eine außerordentliche Schmerzhaftigkeit bei Bewegungen.

Gewöhnlich werden die Beine betroffen; sie zeigen schlaffe Lähmungen, mitunter aber auch die Arme. Es kann auch zur Lähmung der Rumpf- und Nackenmuskeln, der Bauchmuskeln und des Zwerchfelles kommen. Letztere Form ist besonders gefährlich.

Zum Glück bilden sich die anfangs bestehenden Lähmungen vielfach zurück. Die Muskeln, welche ein Jahr, nach Beginn der Erkrankung, noch nicht gebrauchsfähig sind, bleiben allerdings dauernd gelähmt. Der Arzt pflegt nach Ablauf der akuten Erscheinungen Massage, passive Bewegungen und elektrische Behandlung anzuordnen, welche von der Pflegerin nach sachgemäßer Anleitung durchgeführt werden können.

Die rheumatischen Erkrankungen.

In die Gruppe der rheumatischen Erkrankungen gehört der akute Gelenksrheumatismus, die Entzündung der inneren Herzwand (Endocarditis), die Chorea (Veitstanz) und in gewissem Sinne auch die Entzündung der Gaumenmandeln (Tonsillitis).

Beim akuten Gelenksrheumatismus kommt es zur Schwellung der kleinen und größeren Gelenke, der Fingergelenke, Zehengelenke, Kniegelenke usw., welche außerordentlich schmerzhaft werden, so daß die Patienten ängstlich jede Bewegung vermeiden. Die Kinder haben dabei hohes Fieber und müssen bei jeder Berührung mit größter Sorgfalt angefaßt werden, weil sie sonst qualvolle Schmerzen leiden. Die geschwollenen Finger, bezw. die anderen zur Anschwellung gekommenen Gelenke werden über ärztliche Anordnung in der Regel in Watte eingewickelt, das Bett sorgfältig gepolstert und jeder Lagewechsel des Patienten mit größter Umsicht durchgeführt.

Die Chorea (Veitstanz) ist gekennzeichnet durch motorische und psychische Unruhe der betroffenen Patienten. In ausgebildeten Fällen ist die Erkennung der Krankheit leicht, schwierig ist sie im Beginn. Solche Kinder können in der Schule dadurch auffällig werden, daß sie Gesichter schneiden, unmotiviert lachen, beim Schreiben ausfahren usw. Wird die Unruhe bedeutender, so pflegt in der Regel der Lehrer schon die krankhafte Natur dieser Unruhe zu erkennen und das Kind zum Arzt zu schicken. Ist die Krankheit voll ausgebildet, so werfen sich die Kinder im Bett herum, zeigen unwillkürliche, zuckende Bewegungen in allen Extremitäten; sie können sich nicht einen Moment ruhig halten, sind außerstande, den Löffel oder die Gabel zum Mund zu führen, so daß die Ernährung dieser Kinder die größten Schwierigkeiten bereitet. Dabei fällt bei den Kindern eine hochgradige Labilität in der Stimmung auf; durch eine lustige Erzählung sind sie ohne weiteres zum Lachen, durch ernste Zusprache sofort zum Weinen zu bringen.

Die Hauptgefahr der rheumatischen Erkrankungen, sowohl beim akuten Gelenksrheumatismus wie bei der Chorea, liegt in der Möglichkeit einer Mitbeteiligung des Herzens, so daß als Folgeerscheinung der rheumatischen Erkrankungen ein dauernder Herzfehler entstehen kann. Der Arzt ist daher frühzeitig zu Rate zu ziehen.

Choreakranke Kinder gehören auch in ganz leichten Fällen, wenn nur leichtes Grimassieren im Gesichte besteht, unbedingt ins Bett und aus der Schule entfernt, weil außer der möglichen Herzkomplikation beim erkrankten Kinde die Gefahr besteht, daß gleichsam durch psychische Infektion in einer Schulklasse die anderen Kinder das erkrankte nachahmen, ebenfalls anfangen, Gesichter zu schneiden und es bei ihnen auf diese Weise zur sogenannten Chorea imitatoria, die natürlich nichts mit der rheumatischen Chorea zu tun hat, kommen kann. Bei der Pflege des choreakranken Kindes muß man das eine bedenken, daß sich die Kinder zufolge ihrer großen Unruhe leicht verletzen können, durch Anschlagen mit Händen oder Füßen am Bettrand kann es zu Verletzungen kommen, die eine langwierige Behandlung erfordern.

Die Entzündung der Gaumenmandeln (Tonsillitis) ist gekennzeichnet durch Anschwellung und Rötung der Mandeln, welche punktförmige Beläge zeigen, wobei die Kinder fiebern und starke Schluckbeschwerden haben. Die Nahrungsaufnahme bei diesen Kindern ist in der Regel sehr erschwert; feste Speisen, größere Bissen werden nicht hinuntergebracht; besser vertragen werden eisgekühlte, bezw. flüssige Speisen. Auch die gewöhnliche Halsentzündung darf durchaus nicht als unschuldige, gefahrlose Erkrankung angesehen werden. Es können auch bei ihr schwere, ja das Leben bedrohende Komplikationen auftreten, so daß die rechtzeitige Zuziehung eines Arztes unbedingt angeraten werden muß. Nicht jede Tonsillitis gehört zu den rheumatischen Erkrankungen. Wir sind aber noch nicht imstande, die einzelnen Formen zu unterscheiden, da der Erreger unbekannt ist.

Lungenentzündung (Pneumonie).

Die Lungenentzündung ist eine häufige Krankheit bei kleineren und größeren Kindern. Es besteht Fieber und Husten. Durch Veränderungen in der Lunge wird die atmende Lungenoberfläche verkleinert, die Sauerstoffversorgung eingeschränkt, so daß die Kinder zyanotisch werden.

Die Erkrankung schließt sich besonders bei Säuglingen oft an eine scheinbar unschuldige Affektion der Bronchien (Bronchitis) an, indem die Entzündung auf die Lungenalveolen übergreift.

Die bei älteren Kindern vorkommende Lungenentzündung führt gewöhnlich nach dem siebenten Tage unter kritischem Temperaturabfall zur Heilung. Bei kleineren Kindern besteht der Prozeß oft durch mehrere Wochen unter fortwährendem Fieber, Husten und Atemnot. Vielfach werden Wickel und Bäder, bes. Senfbäder und Senfwickel angeordnet (s. Technik S. 140, 141), eventuell Sauerstoffinhalation.

Rachitis und Tetanie.

Die englische Krankheit (Rachitis) und die Tetanie (Spasmophilie) sind verwandte Erkrankungen; sie finden sich häufig bei Kindern, welche den gleichen Schädigungen ausgesetzt waren, weshalb sie hier gemeinsam besprochen werden sollen. Rachitis und Tetanie treten bei künstlich genährten Kindern häufiger auf als bei natürlich genährten und verlaufen auch schwerer.

Die Rachitis ist im Wesen charakterisiert durch eine Störung im Kalkstoffwechsel. Die Knochen des erkrankten Kindes verlieren an Kalkgehalt, bzw. es wird bei der fortwährenden Umbildung des Knochens nicht genügend Kalk abgelagert. Wie immer diese Störung im Kalkstoffwechsel zustande kommen mag, die Folge derselben ist eine abnorme Weichheit und Brüchigkeit des kindlichen Skeletts, die sich an gewissen Körperstellen deutlich kenntlich macht. Die rachitischen Erscheinungen treten am häufigsten zwischen dem vierten Monat und dem zweiten Lebensjahre auf.

Die rachitischen Symptome setzen sich zusammen aus:

1. Störungen des epiphysären Wachstums. Es kommt zu Auftreibungen der Epiphysen der langen Röhrenknochen, besonders oberhalb der Handgelenke, zu Auftreibungen an der Knochenknorpelgrenze der Rippen, zum sogenannten rachitischen Rosenkranz.

2. Verlangsamung des Knochenwachstums. Die Fontanelle schließt sich nur sehr langsam, ist vielfach noch im zweiten Lebenjahr weit offen, der Schädel erscheint groß (scheinbarer Hydrocephalus), die Nähte klaffen weit. Die Zähne kommen verspätet heraus; die meisten Verzögerungen in dem Auftreten der ersten Zähne sind durch Rachitis bedingt.

3. Mangelhafter Kalkgehalt des neugebildeten Knochens. Das erste Symptom ist eine Erweichung der Hinterhauptsschuppe in der Gegend der kleinen Fontanelle und um die Lambdanaht, die sogenannte Kraniotabes. Dabei stellt sich in der Regel Haarausfall ein und es bestehen Kopfschweiße.

In schweren Fällen kommt es auch zu Thoraxdeformitäten, zu Abflachungen und Einbuchtungen des seitlichen Brustkorbes.

Während der Zeit der schwersten Rachitis sind die Kinder unfähig zu sitzen und zu gehen. In leichteren Fällen kommt es durch frühzeitige Belastung der Beine zufolge der abnormen Biegsamkeit der Knochen beim rachitischen Kind häufig zur Ausbildung der sogenannten O-Beine, bzw. X-Beine. Auch die Wirbelsäule kann nach allen Richtungen Verbiegungen zeigen; es können jene Formen der Wirbelsäule auftreten, die wir als Kyphose, bzw. Skoliose bezeichnen (Sitzrachitis, Stehrachitis). Die abnorme Beschaffenheit der Extremitäten oder der Rippen kann dazu führen, daß an diesen Stellen bei unsanfter Berührung des Kindes Brüche (Frakturen) entstehen.

Außer der später zu erwähnenden Allgemeinbehandlung bei rachitischen Kindern müssen wir vom Standpunkt der Pflege darauf achten, daß die unteren Extremitäten nicht zu früh und nicht zu lange belastet werden, weil in diesem Falle die Last des Körpers leicht zu Verbiegungen der Beine führen kann.

Die Tetanie ist in ihrer Ursache ebenfalls noch nicht geklärt. Es spricht vieles dafür, daß die sogenannten Epithelkörperchen, die kleinen, kaum linsengroßen Gebilde, die an der Schilddrüse angelagert sind und lebenswichtige Drüsen mit innerer Sekretion darstellen, eine Beziehung zum Entstehen der Tetanie haben. Die Tetanie ist charakterisiert durch eine mechanische und elektrische Übererregbarkeit des Nervensystems. Von den leicht kenntlichen Zeichen der Tetanie merken wir uns als sogenannte manifeste Zeichen, d. s. solche, die ohne Zuhilfenahme weiterer Untersuchungsmethoden kenntlich sind:

1. den Stimmritzenkrampf (Laryngospasmus), einen Krampf der Larynxmuskulatur, bzw. der Stimmbänder. Die Kinder zeigen ein eigentümliches, krähendes Geräusch bei der Einatmung.

2. Die Fraisenanfälle (Eklampsie), die mitunter mit Bewußtlosigkeit einhergehen unter allerschwersten Krampfformen, wie wir sie bei der Epilepsie zu sehen gewohnt sind.

3. Die eigentliche Tetanie, Dauerkrämpfe, tonische, über Stunden, selbst über Tage und Wochen andauernde Krämpfe in den Händen und Füßen.

Als latente Zeichen der Tetanie bezeichnen wir jene, die nicht ohneweiters sich bemerkbar machen, sondern erst durch Zuhilfenahme bestimmter Untersuchungsmethoden gefunden werden. Von diesen merken wir uns

1. das Fazialisphänomen (Chvostek'sche Phänomen). Beim Beklopfen des Gesichtsnerven in der Mitte der Wange tritt eine Zuckung auf in einem oder in mehreren Muskeln des Gesichtes (Oberlippe, Unterlippe), die von einem der Fazialisäste versorgt werden.

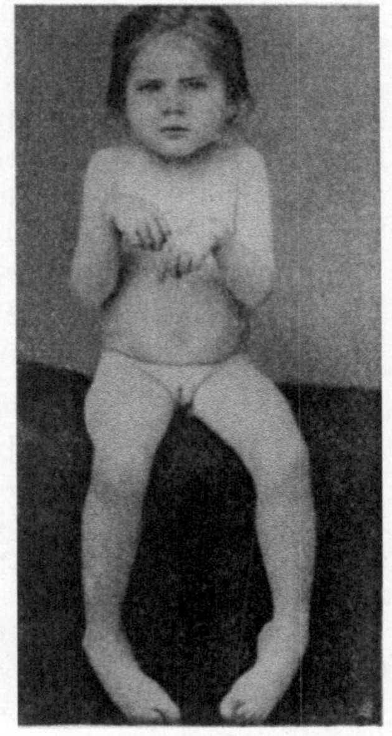

Abb. 22. Krampfstellung der Hände und Füße bei Tetanie.

2. Das Trousseau'sche Phänomen. Bei Umschnürung des Oberarmes mit einer elastischen Binde tritt nach kurzer Zeit eine

eigentümliche Krampfstellung in der betreffenden Hand auf. Der Daumen wird nach innen geschlagen, die Finger werden krampfhaft aneinandergepreßt; wir sprechen von einer **Geburtshelferstellung der Hand.**

Wir haben bereits betont, daß Rachitis sowohl wie Tetanie hauptsächlich **bei künstlich genährten Kindern** angetroffen wird. Diese Krankheit findet sich auch bei Kindern, die zu lange bei einseitiger Milchnahrung gehalten werden und zu einer Zeit, wo sie schon Gemüse und andere vitaminhaltige Nahrungsmittel bekommen sollten, noch immer ausschließlich oder zum großen Teil Milch bekommen. Kinder, die an **Rachitis** oder an Erscheinungen der **Tetanie** erkranken, leben vielfach in einem ungünstigen Milieu. Man kann insbesondere bei Stadtkindern die Wahrnehmung machen, daß die Wohnungsverhältnisse ungünstig sind, vielfach sind die Wohnungen **feucht und dunkel.** Es besteht eine zweifellose Häufung dieser Krankheitsbilder in der ungünstigen Jahreszeit.

Für die **Vorbeugung** der Rachitis und der Tetanie ist die Ernährung an der Mutterbrust, bzw. wenn es sich um ältere Kinder handelt, die gemischte Ernährung, die Sorge für **Licht und Luft,** entsprechender Aufenthalt im Freien und in der Sonne, also die Sorge für eine Verbesserung der allgemeinen hygienischen Lebensverhältnisse von allergrößter Bedeutung. Bei der Rachitis haben wir im Lebertran ein altbewährtes **Heilmittel,** das vom Arzt nebst anderen Maßnahmen (künstliche Höhensonne) verordnet wird.

Schilddrüsenerkrankungen.

Es kommen schon bei neugeborenen Kindern Schilddrüsenvergrößerungen vor, insbesondere, wenn die Mutter eine vergrößerte Schilddrüse besitzt. Solche Vergrößerungen beim Neugeborenen sind relativ selten und treten nur in Kropfgegenden in größerer Zahl auf. Viel häufiger finden wir Schilddrüsenvergrößerungen beim älteren Kinde. Auf Grund zahlreicher Untersuchungen wurde erhoben, daß in den letzten Jahren auch in Österreich bei Kindern beiderlei Geschlechts die Zahl der Schilddrüsenvergrößerungen beträchtlich zugenommen hat und daß auch ausgesprochene Kröpfe bei Kindern im schulpflichtigen Alter häufig beobachtet werden. Um die Pubertätszeit finden wir bei Mädchen mitunter nicht unbeträchtliche Schilddrüsenvergrößerungen, die aber oft im Laufe der nächsten Lebensjahre wieder verschwinden. Da die Schilddrüse, als Drüse mit innerer Sekretion, einen entscheidenden Einfluß auf die ganze körperliche und geistige Entwicklung des Kindes ausübt, haben die Ärzte der Zunahme dieses Organs ihr besonderes Augenmerk zugewendet. Es konnte festgestellt werden, daß durch minimale Jodmengen (WAGNER-JAUREGG) das Entstehen von Schilddrüsenvergrößerungen verhütet werden kann und auch Kröpfe zur Rückbildung gebracht werden können.

Nach dem Vorschlage von WAGNER-JAUREGG hat es sich am
zweckmäßigsten erwiesen, diese minimalen Jodmengen mit dem Kochsalz zuzuführen. Das im Handel als „Vollsalz" erhältliche jodierte
Kochsalz enthält 0·005 *g* Jodkali auf 1 *kg* Kochsalz. Es empfiehlt sich
für Familien mit Schilddrüsenvergrößerungen, statt des gewöhnlichen
Kochsalzes dieses „Vollsalz", und zwar sowohl für die Speisenzubereitung, als auch zum Brotbacken zu verwenden.

Als Gegensatz zu den Schilddrüsenvergrößerungen haben wir
das Fehlen der Schilddrüse anzusehen, bzw. den teilweisen oder
völligen Ausfall der Schilddrüsenfunktion. Der Schilddrüsenmangel
kann schon bei neugeborenen Kindern nachgewiesen werden, oder
aber es stellt die Drüse erst im späteren Leben teilweise oder völlig
ihre Funktion ein. Kinder mit fehlender Schilddrüse unterscheiden
sich schon äußerlich von gesunden Kindern, sie sind klein, fett,
träge, geistig zurückgeblieben und haben einen, im Vergleich zu
gleichalterigen gesunden Kindern, sehr niedrigen Nahrungsbedarf.
Man bezeichnet dieses Krankheitsbild als Myxödem. Die fehlende
Schilddrüse wird ersetzt durch Verfütterung getrockneter Schilddrüse von Tieren. Bei einer solchen, allerdings meist lebenslänglich
fortzusetzenden Behandlung erholen sich die Kinder körperlich und
geistig in sehr merklicher Weise.

Zu unterscheiden vom Myxödem ist das sog. Mongoloid
(Mongoloide Idiotie), ein Zustand, bei dem es sich um schwere
Mißbildungen des Gehirns handelt. Der Gesichtsausdruck der
mongoloiden Kinder ist ganz charakteristisch. Das Gesicht ist flach,
die Augen sind schiefgestellt, es besteht eine große Beweglichkeit
und Biegsamkeit in den verschiedenen Gelenken. Die geistige Entwicklung solcher Kinder bleibt stark zurück und läßt sich durch
Schilddrüsenverfütterung nicht fördern, da der Zustand mit der
Schilddrüse nichts zu tun hat. Die Ursache ist unbekannt.

Würmer.

In früherer Zeit bildeten die Würmer eine der häufigsten Kinderkrankheiten. Auch jetzt noch kommen sie in Gegenden, wo die Reinlichkeit nicht auf der Höhe steht und das Zusammenleben der
Menschen den hygienischen Anforderungen nicht entspricht, häufig
vor (Orient). Bei uns sind die Wurmkrankheiten selten geworden.

Die Fadenwürmer und Spulwürmer.

Die Infektion erfolgt durch Verschlucken von Wurmeiern.
Die Fadenwürmer (Oxyuris) sind 3 bis 10 *mm* lang. Sie bilden
weiße Fädchen, die oft in sehr großer Zahl mit dem Stuhl aus-

geschieden werden. Es besteht manchmal heftiger Juckreiz in der Aftergegend, besonders abends und bei Bettwärme. Der Arzt verordnet bestimmte Wurmmittel und meist auch Einläufe (Knoblauchklystiere). Wichtig ist die Achtsamkeit auf größte Reinlichkeit (Hände, Bett- und Leibwäsche!), da sonst immer wieder frische Infektionen erfolgen. Die Kinder sollen geschlossene Beinkleider tragen und nach jedem Stuhlgang gereinigt werden.

Die Spulwürmer (Ascaris) sind 20 bis 40 *cm* lang, schmarotzen im Dünndarm des Menschen und erscheinen im Stuhl oder im Erbrochenen.

Die Bandwürmer (Tänia). Es gibt verschiedene Arten. Durch Genuß von rohem Ochsenfleisch, Schweine- oder Fischfleisch, oder beim Spielen mit Hunden (Hundefinne) gelangen sie als „Finne" in den Körper. Die Krankheit wird in der Regel aus den abgegangenen Gliedern oder durch den Nachweis von Wurmeiern erkannt. Bei einer erfolgreichen Kur muß der Kopf mit abgehen, sonst wächst der Wurm wieder nach. (Bandwurmkur s. Technik S. 107.)

Krätze (Scabies).

Die Krätze wird durch die Krätzmilbe hervorgerufen. Es entstehen auf verschiedenen Stellen der Haut, in der Achselhöhle, am Unterbauch und in charakteristischer Weise zwischen den Fingern und Zehen Hautveränderungen, die zu einem quälenden Juckreiz führen. Der Juckreiz wird besonders abends in der Bettwärme stark; die Kinder kratzen sich fürchterlich und können sich dadurch noch mit Eiterbakterien infizieren. Bei Säuglingen ist die Krätze an der Lokalisation oft sehr schwer zu erkennen. Der Nachweis geschieht hier hauptsächlich durch Aufsuchen der Milbengänge und der Milbe selbst (Skabiesschmierkur, s. Technik S. 128).

Krankenpflegetechnik.

In alphabetischer Anordnung.

Adrenalin.

Adrenalin ist ein Medikament, das aus der Nebenniere von Tieren gewonnen wird. Adrenalin bildet eine weiße, kristallinische, in kaltem Wasser schwer lösliche Substanz und wird durch verschiedene Zusätze in lösliche Form gebracht. Adrenalin verengt die Gefäße, erregt das Herz und steigert den Blutdruck. Weil es die Gefäße zusammenzieht, wird es auch zur Blutstillung und zur Anämisierung der Nasen-, Rachen- und Kehlkopfschleimhaut verwendet. Es kommt als Injektion oder in Tropfenform zur Anwendung. Bei Dysenterie wird Adrenalin auch zu Darmspülungen genommen. Aufgabe der Schwester ist es, dem Arzt eventuelle Nebenwirkungen, wie Blaßwerden, Angstgefühle, Herzklopfen, Kollaps, Nachblutungen sofort zu melden.

Alttuberkulin.

Alttuberkulin ist das Gift der Tuberkelbazillen in Glyzerinbouillon, auf das zehnfache eingeengt. Es wird sowohl zur Behandlung der Tuberkulose als auch zu diagnostischen Zwecken verwendet. (s. Pirquetsche Tuberkulinreaktion S. 91). Bei der sog. Mantouxschen Reaktion wird $^1/_{10}$ bis 1 mg Tuberkulin in die Haut eingespritzt. Mitunter wird auch eine 50%ige Tuberkulinsalbe in die Haut eingerieben. Alttuberkulin muß gut verschlossen und kühl aufbewahrt werden. Wenn Tuberkulin auf oder in die Haut gebracht wurde, so muß die Schwester beachten, daß es der Patient nicht etwa auf andere Körperstellen verreibt. Nach Verabfolgung von Tuberkulin ist die Körpertemperatur genau zu kontrollieren, weil auftretende Temperatursteigerungen dem Arzte wichtige Aufschlüsse geben können. Auf der Haut sich zeigende Rötungen und Schwellungen sind in ihrer Entstehung und ihrem Verlauf genau zu beobachten.

Anamnese (s. Vorgeschichte).

Aspirin.

Aspirin (Acidum acetylosalicylicum) ist ein weißes, kristallinisches Pulver, sauer schmeckend, in kaltem Wasser fast unlöslich. Aspirin wirkt 1. schweißtreibend, 2. schmerzstillend, 3. spezifisch gegen rheumatische Erkrankungen. Aspirin wird vom Arzt bei verschiedenen Erkrankungen verordnet, bei welchen Schweißausbruch und Herabsetzung der Körpertemperatur erwünscht ist, so z. B. bei Schnupfen, Husten. Wegen der schmerzstillenden Wirkung wird Aspirin auch bei Kopfschmerzen, Zahnschmerzen usw. verordnet. Rheumatische Erkrankungen werden direkt mit großen Mengen von Aspirin behandelt. Für ein Kind wird meist 0·15 bis 0·5 g Aspirin 1 bis 4 mal täglich verschrieben. Wegen des sauren Geschmackes wird es von Kindern schwer genommen; es empfiehlt sich daher Aspirin aufgeschwemmt in etwas Zucker- oder Himbeerwasser zu verabreichen. Nach Aspirin soll stets reichlich Flüssigkeit gegeben werden. Aspirin kommt für gewöhnlich nach einer halben bis einer Stunde zur Wirkung. Die Schwester hat genau zu beobachten, ob und wann die erwünschte Wirkung eintritt und ob Schweißausbruch erfolgt. Wenn Aspirin zur Herabsetzung des Fiebers gegeben wird, hat die Schwester vor der Verabreichung des Mittels die Körpertemperatur zu messen und dann wieder nach Schweißausbruch, um zu sehen, um wieviel Grade die Temperatur gesunken ist. Wird Aspirin gegen Schmerzen verordnet, ist zu beobachten, ob dieselben gemildert werden oder ganz verschwinden. Bei größeren Mengen von Aspirin treten manchmal Ausschläge, Erbrechen, Ohrensausen, Magenschmerzen ein. Das Mittel ist trocken aufzubewahren.

Atmung (Zählung der Respirationsfrequenz)
(s. auch künstliche Atmung).

Die Atmung des Patienten kann ruhig und tief, beschleunigt und oberflächlich, regelmäßig oder unregelmäßig, leicht oder mühsam sein und durch Nase oder Mund vor sich gehen. Die Atmung wird gezählt durch Beobachten der Bewegungen der Brust, ohne die Aufmerksamkeit des Patienten zu erregen, am besten während des Schlafes.

Atropin.

Atropin ist das Gift der Tollkirsche. Es wird in der Augenheilkunde zur Erweiterung der Pupillen und in der Kinderheilkunde in kleinen Mengen zur Schmerzstillung gegen Krämpfe der Magen- und Darmmuskulatur und bei heftigen Brechzuständen verwendet. Es wird entweder in Tropfenform ($1^0/_{00}$ ige Lösung 3 bis 5 Tropfen 3 bis 4 mal täglich) oder in subkutanen Injektionen (0·1 %ige Lösung) verwendet. Für Augeneinträufelung wird meist Homatropin 1% genommen, um die Pupille zu erweitern und dadurch eine Untersuchung des Augeninnern zu ermöglichen (eine Stunde vor der Untersuchung einen Tropfen der 1%igen Lösung in den Bindehautsack der Augen tropfen). Bei heftigem Erbrechen, sowie bei Pylorospasmus, verwendet der Arzt Atropin meist derart, daß ein Teil 10 Minuten vor, ein Teil während und ein Teil nach der Mahlzeit gegeben wird; die Injektionen werden meist 5 Minuten vor der Mahlzeit gemacht.

Wenn ein Patient mit Atropin behandelt wird, hat die Schwester genau zu beachten, ob nicht Zeichen einer Atropinvergiftung auftreten: starke Rötung der Haut, erweiterte Pupillen, trockener Mund, Unruhe, Aufregungszustände bis zur Tollwut (Tollkirsche!). Das Gegenmittel ist Morphium. Als schweres Gift muß Atropin im Giftkasten versperrt gehalten werden.

Bäder (s. Schwebebad, Schwitzbad, Hydrotherapie, Warmes Bad, Wechselbäder).

Bandwurmkur.

1. Tag. Fasttag. Die ersten drei Mahlzeiten in geringer Menge und in flüssiger, eventuell breiiger Form verabreichen. Am Mittag nichts mehr zu essen geben. Am Abend einen Einlauf, nachher Heringssalat. Eine Stunde später Infusum sennae.

2. Tag. Früh eine Schale schwarzen, ungezuckerten Kaffees, eine halbe Stunde später das Bandwurmmittel, Dosis nach Verordnung des Arztes. Zitrone vorbereiten. Eine halbe Stunde später Inf. sennae nach Verordnung. Ist nach einer halben Stunde noch kein Stuhl erfolgt, so bekommt das Kind noch einmal dieselbe Dosis Inf. sennae. Bleibt auch dies ohne Erfolg, wird ein Einlauf gemacht. Während der Kur soll sich die Schwester viel mit dem Kinde beschäftigen (Spielsachen, Spaziergang), damit es auf das Übelsein vergißt.

Breiumschläge (Kataplasmen).

Ein Brei aus 50 bis 100 *g* Leinsamenmehl oder Hafergrütze, die in jeder Drogerie erhältlich sind, wird so heiß als möglich auf eine Kompresse gestrichen, eingeschlagen und auf die erkrankte Körperstelle gelegt. Die Kataplasmen können im Wasserbad gewärmt werden. Sie müssen täglich frisch zubereitet werden, da der Brei leicht sauer wird und dann unangenehm riecht. Es sollen zwei Kataplasmen zur Verfügung stehen, von denen das eine auf den Körper gelegt, das andere im Wasserbad gewärmt wird.

Burowsche Lösung.

Burowsche Lösung, kurz Burow genannt, ist eine 8%ige essig-
saure Aluminiumlösung. Burowlösung wirkt kühlend bei Entzündungen und hat eine leicht desinfizierende Wirkung. Die Apotheke
liefert Burow, welche zu Umschlägen, 4 bis 5fach verdünnt, verwendet
wird. Bei dauernder Anwendung von Burowumschlägen ist die Haut
durch Salbe zu schützen. Um die Wirkung des Burows zu erhöhen,
wird die Lösung vorher angewärmt und der Umschlag mit einem
Thermophor bedeckt. Der Umschlag wirkt so lange er feucht ist
und muß daher oft gewechselt werden. Burowlösung muß zugedeckt
aufbewahrt sein. Sie legt sich stark an Glas an und ist dann schwer
davon zu entfernen.

Chinin.

Chinin ist ein sehr stark bitter schmeckendes weißes Pulver und
ist ein schon sehr altes Entfieberungsmittel, das ganz speziell bei
Malaria angewendet wird. Wegen des bitteren Geschmackes macht
die Verabreichung bei Kindern oft große Schwierigkeiten und es ist
zu trachten, durch Zuckerwasser oder Fruchtsäfte die Aufnahme zu
erleichtern. Die vom Arzt verordneten Pulver sind zu Tageszeiten
zu geben, zu welchen erfahrungsgemäß die Temperatur in die Höhe
geht. Die durch dieses Medikament eintretende Temperaturvermin-
derung ist durch Messung der Körpertemperatur vor und nach der
Einnahme des Mittels genau zu verzeichnen. Manche Kinder vertragen Chinin schlecht, es kommt zu Üblichkeiten und Erbrechen.

Chloralhydrat.

Chloralhydrat ist ein Beruhigungs- und Schlafmittel und wird
meist in 1%iger wässeriger Lösung (25 $ccm = {}^1/_4\ g$, 50 $ccm = {}^1/_2\ g$)
bei Schlaflosigkeit und bei verschiedenen Krampfzuständen verordnet. Es wird rektal gegeben. Nach vorangegangenem Reinigungsklysma wird das auf 37° erwärmte Chloralhydrat mit einer Spritze
durch ein Darmrohr (in linker Seitenlage) ganz langsam in den
Darm eingeführt. Damit kein Chloralhydrat im Darmrohr bleibt,
werden einige Kubikzentimeter Wasser nachgespritzt. Die Analfate
wird nach Entfernung des Darmrohres 5 Minuten lang mit zwei
Fingern zugehalten, um ein Auspressen des Medikamentes zu verhindern. Schon nach 15 bis 20 Minuten tritt der erwünschte Schlaf
ein. Die Schwester hat zu beobachten, ob die Gesichtsfarbe des
Patienten sich nicht verschlechtert, ob Puls und Atmung nicht
klein werden. Sollten diese Störungen auftreten, so ist sofort der
Arzt zu verständigen, der dann meist Kampfer anwendet und künstliche Atmung anordnet. Chloralhydrat muß im Eiskasten stehen, ist
aber auch dort nicht unbegrenzt haltbar.

Codein.

Codein ist ein stark bitter schmeckendes weißes Pulver. Es wirkt als Beruhigungs- und zufolge seines Gehaltes an Morphium auch als Schlafmittel. Ganz besonders wird es gegen Husten angewendet. Einem Kind wird gewöhnlich 0·005 bis 0·02 g 2 bis 3mal täglich verordnet. Es wird in Wasser gelöst verabreicht. Bei quälendem Husten wirkt Codein sehr günstig, wenn man das Pulver im Munde langsam zergehen läßt, was aber nur bei größeren Kindern möglich ist. Die verordneten Pulver sind zu Tageszeiten zu verabreichen, zu welchen erfahrungsgemäß die Hustenreize auftreten, gewöhnlich abends.

Coffein.

Coffein wird entweder in Pulverform oder in wässeriger Lösung, in Tropfenform oder als Injektion verabreicht. Es wirkt herzanregend und wird bei plötzlicher Herzschwäche als Injektion (0·5 bis 2 ccm in 10% iger Lösung), bei chronischen Herzfehlern auch in Tropfen- oder Pulverform verwendet. Manche Patienten reagieren auf Coffein mit Schlaflosigkeit, Aufregungszuständen und Herzklopfen. Kalte Umschläge verschaffen dann Linderung. Coffein ist im Giftkasten zu verwahren.

Darmeinlauf.

Der Einlauf hat entweder den Zweck, den Darm zu entleeren (Dysenterie) oder die Darmtätigkeit anzuregen (Obstipation). Das dazu verwendete, weiche Darmrohr muß stets vor dem Einführen in den Darm geprüft werden, ob es nicht etwa brüchig oder rissig ist. An jeder Krankenstation sollen Darmrohre in verschiedenen Größen ausgekocht vorrätig liegen und zwar in einer geschlossenen Glaskassette in Öl oder Glyzerin. Die Flüssigkeit des Einlaufs, Seifenwasser, Kamillentee oder einfaches Wasser, bestimmt der Arzt; sie soll 37° C warm sein und mit dem Thermometer gemessen werden. Eine wasserdichte Unterlage wird aufgebreitet, der Patient wird in linke Seitenlage gebracht und das eingefettete Darmrohr mit der rechten Hand sanft drehend in die Mastdarmöffnung eingeführt; die linke Hand hält dabei die beiden Gesäßhälften auseinander. Ist das Darmrohr in dieser Art ungefähr 4 bis 6 cm in den Darm eingeführt, so steckt man an das Darmrohr den Ansatz des Irrigators mit der vorbereiteten Flüssigkeit, hebt den Irrigator langsam hoch, wobei man den Patienten auffordert, tief zu atmen und nicht zu pressen. Der Patient soll sich bemühen, die eingedrungene Flüssigkeit einige Minuten zu behalten.

Darmspülungen

werden in derselben Weise durchgeführt, nur benötigt man dazu eine größere Menge Wasser, ebenfalls von 37° C und läßt die eingelaufene

Flüssigkeit in einen bereitgestellten Kübel ablaufen. Statt des Irrigators wird in diesem Fall ein großer Trichter verwendet. Die ausgekochte und eingeölte Darmsonde wird vorsichtig möglichst hoch eingeführt. Zwischen der eingeführten Darmsonde und dem Glastrichter kommt ein Glasverbindungsstück und ein längerer Schlauch, an den man den Glastrichter steckt. In den niedrig gehaltenen Glastrichter füllt man die vorbereitete Flüssigkeit und hebt denselben langsam, um die Flüssigkeit einlaufen zu lassen. Der Patient soll tief atmen und nicht pressen. Man läßt $^1/_2$ bis 1 l einlaufen und durch den tief gesenkten Trichter wieder auslaufen; das wird so oft wiederholt, bis die Flüssigkeit klar zurückkommt. Der Flüssigkeit werden meistens Medikamente beigefügt (Tannin, Adrenalin). Darmspülungen werden vom Arzt vorgenommen, die Vorbereitung wird aber von der Pflegerin durchgeführt.

Decubitus

bezeichnet man das Wundsein an jenen Körperstellen, wo der Knochen nahe unter der Haut liegt. Das Wundwerden macht sich in erster Linie durch Rötung und Schmerzen bemerkbar und ist fast immer eine Folge schlechter Pflege. Bei Schwerkranken ist daher auf besonders exakte Körperpflege zu achten. Die gefährdeten Körperstellen, wie Kreuzbein, Schultergegend, Fersen, Ellbogen, sind nach den täglichen Waschungen mit Alkohol zu betupfen und, wenn es der Zustand des Patienten erlaubt, ist öfters Lagewechsel vorzunehmen. Die gute Pflege verhindert das Durchliegen und daher gibt die Schwester, noch ehe der Patient klagt, Luftpolster, die nicht zu prall aufgeblasen sein sollen, da sonst der Patient hart liegt, oder sie macht Kränzchen aus Watte für Ellbogen und Fersen. Auch das Wasserkissen leistet gute Dienste zur Vermeidung von Decubitus. Das faltenlos gespannte Leintuch, die gute Matratze, die Beachtung der Klagen des Patienten werden helfen, das Wundwerden zu verhüten. Auf jeden Fall muß der Arzt von der Schwester immer aufmerksam gemacht werden, wenn über Schmerzen an derartigen Stellen geklagt wird.

Desinfektion.

Desinfektion ist das Abtöten von Keimen, welche infektiös wirken könnten.

Sterilisation ist das Abtöten aller Keime.

Antisepsis ist Kampf gegen die septischen Keime, chirurgisches Arbeiten unter Anwendung von keimwidrigen chemischen Mitteln.

Asepsis, Freisein von Keimen, nennt man chirurgisches Arbeiten ohne chemische Mittel mit nur sterilen Behelfen.

Hat sich ein Kind geschnitten, so sind möglicherweise Bakterien in die Wunde gekommen, welche eine septische Infektion hervorrufen könnten. Wir können die Wunde mit Jodtinktur betupfen, damit diese Keime zugrunde gehen — das ist Desinfektion oder Antisepsis. Wenn wir die Haut des Kindes aufschneiden wollen, um z. B. eine darunterliegende Balggeschwulst zu entfernen, so wird das Operationsfeld zuerst mit Alkohol, Äther und Jodtinktur gereinigt — Antisepsis — zum Aufschneiden aber werden nur ausgekochte Instrumente und im Dampf sterilisierte Verbandstoffe verwendet — wir arbeiten keimfrei, ohne septische Keime, das heißt man a-septisch.

Die Desinfektion von Gegenständen muß so vorgenommen werden, daß dieselben nicht geschädigt werden. Durch Anwendung der verschiedenen Desinfektionsmöglichkeiten je nach Art des Gegenstandes — mechanisch, chemisch, physikalisch — läßt sich eine Schädigung vermeiden, wenn das Personal eines Krankenhauses entsprechend vorgebildet ist.

Gegenstände können wir von Krankheitskeimen frei machen auf mechanische Art durch Reiben, Bürsten und Waschen, also durch einen Reinigungsvorgang, den man im Leben täglich anwendet. Wir entfernen durch Reiben, Waschen und Bürsten den Schmutz und damit eventuelle Krankheitskeime. Erhöhen wir diesen Reinigungsvorgang und nehmen Seife, Soda, Lysol oder Lauge dazu, so haben wir die mechanische Desinfektion mit der chemischen verbunden und die eventuell vorhandenen Krankheitskeime entfernt und getötet. Wenn wir diesem zweiten Vorgang noch das Einwirken von Hitze anschließen, so haben wir die physikalische Desinfektion, die wir innerhalb des Krankensaales unzählige Male anwenden müssen.

Mechanische Desinfektion: Entfernung der Krankheitskeime.

Chemische Desinfektion: Töten der Krankheitskeime durch chemische Mittel.

Physikalische Desinfektion: Töten der Krankheitskeime durch Hitze.

Chemische Desinfektionsmittel sind Gifte, die den Krankheitserreger töten. Sublimat, Lysol, Lysoform sind die häufigsten, im Krankensaal zur Verwendung kommenden Gifte.

Hautdesinfektion wird meist mit Jod, Benzin, Äther oder Alkohol vorgenommen; dies sind feuergefährliche Stoffe, daher Vorsicht bei offener Flamme.

Zur Desinfektion von Krankengeschichten, Büchern, Pelzen und Leder werden gasförmige Mittel angewendet (Formaldehyd), um durch Einwirkung von Formalindämpfen die Krankheitserreger zu töten (siehe Formalindesinfektion).

Desinfektionsvorschriften an der Universitäts-Kinderklinik in Wien.

Reinigung von Gegenständen mit 1 % Seifenlösung: Wände, Türen, Betten, Eitertassen, Wärmeflaschen, Nachttöpfe, Badewannen, Kämme, Bürsten, Kautschuk. Es ist möglichst unter fließendem Wasser zu arbeiten.

Reinigung durch Alkoholabreibung: Stethoskope, Ohrenspiegel, Thermometer, Meßbänder werden unzerlegt mit Watte und Alkohol abgerieben.

Reinigung mit Seife unter fließendem Wasser: Hände und alle kleinen Gegenstände aus Glas, Porzellan, Aluminium, Zinn, Blech und Holz.

Liegenlassen in einer $\frac{1}{2}$ % Sodalösung durch 3 Stunden: Gläserne Milchflaschen und alle größeren Glassachen.

Liegenlassen in einer 1 $^0/_{00}$ Seifenlösung durch 6 Stunden: Wäsche von Infektionskranken.

$\frac{1}{2}$ % Cedeform- oder Lysollösung durch 6 Stunden: Harn und Stuhl bei Typhus und Dysenterie.

Dampfdesinfektion (bei 100^0 C durch 20 Min.): Bettzeug nach Infektionskrankheiten und nach einem Todesfall. Wäsche und Verband für Operationen. Wäsche von Infektionskranken.

Formalindämpfe (im Formalinschrank): Papier, Spielzeug, Leder, Pelze.

Kochen: Instrumente, Geschirr und Besteck.

Ausglühen: Platinöse und Pirquetbohrer (nur die Spitze).

Trockensterilisation (im Trockensterilisator bei 100^0 C): Injektionsspritzen, Injektionsnadeln, Instrumente, Stamperln, Puderdosen, Salbendosen und Verbandzeug in Metalldosen.

Bei Verlassen der Infektionsstation durch das Pflegepersonal: Händedesinfektion unter fließendem Wasser mit Seife, Wechseln der Oberkleider und nochmalige Händedesinfektion.

Bei Entlassung der Patientin von der Infektionsstation: Seifenbad (1$^0/_{00}$).

Desinfektion von Sputum, Harn und Stuhl.

Sputum, Harn und Stuhl müssen bei verschiedenen Infektionskrankheiten desinfiziert werden, ehe dieselben in das Klosett geschüttet werden dürfen: Sputum von Lungen- oder Diphtheriekranken, Harn und Stuhl von Typhus-, Dysenterie- oder Cholerakranken.

In dafür bestimmten Gefäßen (Spuckschalen, Harngläsern, Stuhlkübeln) mit gut schließenden Deckeln werden die Ausscheidungen des ganzen Tages gesammelt und in einer $1/_2$ % Lysollösung 6 Stunden stehen gelassen. Größere Mengen Harn und Stuhl auf einer Typhusstation werden aus ökonomischen Gründen mit Kalkmilch desinfiziert: 1 *kg* Kalk auf 3 *l* Wasser, gut verrührt, auf Harn und Stuhl schütten und 12 Stunden einwirken lassen.

Digitalis.

Digitalis wird aus den Blättern der Fingerhutpflanze hergestellt und wirkt auf das Herz ein. Es wird bei akuten und chronischen Herzleiden als Infus, in Tropfen- oder Tablettenform oder als Injektion verabreicht. Aus Digitalis dergestellte Präparate sind: Digipuratum, Digifolin, Digalen usw.

Digitalis wird vom Arzte meist nur durch einige Tage hindurch verordnet. Nach Digitalisverabreichung hat die Schwester den Puls des Patienten genau zu beobachten, es stellt sich häufig eine Pulsverlangsamung ein. Bei manchen Patienten bewirkt Digitalis unangenehme Erscheinungen von Seite des Magens und Darmes. Digitalis und alle davon abstammenden Präparate sind versperrt zu verwahren. Die Abkochungen von Digitalisblättern (Infus) sind auf Eis zu legen und sollen täglich frisch zubereitet werden.

Diphtherie.

Die Pflege Diphtheriekranker bedarf geschulter Beobachtung, will man die Symptome, wie Einziehungen, Zyanose, heisere Stimme, Nasenflügelatmen, näselnde Sprache, Verschlucken und anderes erkennen und rechtzeitig den Arzt darauf aufmerksam machen.

Bei Rachendiphtherie verordnet der Arzt neben der Seruminjektion Gurgeln und Halsumschläge. Im ausgespülten Gurgelwasser hat die Schwester nach Membranen zu suchen und die eventuell ausgehusteten Membranen in Kochsalzlösung für den Arzt aufzuheben. Halsumschläge müssen gut anliegen, nicht zu naß sein und öfters gewechselt werden.

Bei Kehlkopfdiphtherie hat man auf Einziehungen, Zyanose und Nasenflügelatmen zu achten; je jünger das Kind, desto größer ist die Erstickungsgefahr. Man kann durch Umtragen, Beruhigung oder Ablenkung auch junge, unvernünftige Kinder zum Tiefatmen bringen oder wenigstens ihre Atemnot erleichtern. Starke Zyanose, Mattigkeit, schlechter Puls, erschwerte Atmung sind Zeichen von höchster Erstickungsgefahr und Notwendigkeit der Intubation (s. Intubation). Bei Kruppkindern muß neben dem Intubationsbesteck gleichzeitig auch das Tracheotomiebesteck, der Sauerstoffinhalationsapparat, sowie Campher- und Coffeininjektion vorbereitet sein. Man denke daran, daß schon geringfügige Aufregungen — wie „Topferlsitzen“, Wegnahme einer Puppe — zu Herzlähmung führen können. Der Harn muß täglich auf Eiweiß untersucht werden, um eine Nephritis zu erkennen.

Der Patient muß in seinem Wesen von der Schwester genau beobachtet werden, um eventuell auftretende Veränderungen, wie Zurückkommen der Flüssigkeit durch die Nase, näselnde Sprache oder anderweitige Lähmungen dem Arzt melden zu können. Alle diese Erscheinungen, sowie das Auftreten des Serumexanthems — Art der Rötung, Ausbreitung, Beginn, Juckreiz und Dauer — hat die Schwester auf der Tabelle zu notieren.

Diphtheriebazillen: Der Nachweis erfolgt auf die Weise, daß mit einer ausgeglühten Platinöse ein wenig vom diphtherischen Belag auf einem Objektträger verstrichen wird, das Präparat nach Trocknenlassen dreimal durch die Flamme gezogen und hierauf eine halbe Minute mit Methylenblau gefärbt wird. Einzelne diphtherieverdächtige Stäbchen sind durchaus nicht beweisend für die diphtherische Natur der Erkrankung, da es einerseits Bazillenträger gibt, Menschen, die, ohne selbst krank zu sein, in ihrer Mund- und Rachenhöhle Diphtheriebazillen beherbergen, anderseits Bazillen existieren, die eine große äußerliche Ähnlichkeit mit Diphtheriebazillen aufweisen, aber doch keine Diphtheriebazillen sind (Pseudodiphtheriebazillen).

Wenn das Abstrichpräparat nach Färbung mit Methylenblau und Betrachtung unter der Immersion nicht die charakteristischen Diphtheriebazillennester (Diphtheriebazillen in Gruppen beisammenstehend) erkennen läßt, wird die Kultur angelegt, für die wir den sogenannten Löfflerschen Nährboden (bestehend aus Blutserum und Bouillon) verwenden. Mit einer ausgeglühten Platinöse wird vom verdächtigen Belag ein wenig auf den Löfflerschen Nährboden aufgestrichen und derselbe für 24 Stunden in den Brutschrank gebracht. Nach dieser Zeit können wir, wenn es sich tatsächlich um Diphtherie handelt, die Diphtheriebazillen in Reinkultur nachweisen.

Dunstumschlag.

Ein Dunstumschlag besteht in einer feuchtwarmen Einwicklung eines kranken Körperteiles. Die Körperwärme wird durch Einlegen eines wasserdichten Stoffes (Billroth) zwischen nassen und trockenen Tüchern zurückgehalten und zugleich die Verdunstung des Wassers nach außen verhindert. Diese Umschläge bleiben 2 bis 3 Stunden liegen und sollen sich nach Abnahme heiß anfühlen. Werden diese Umschläge durch längere Zeit hindurch verabreicht, so muß die Haut besonders gut gepflegt, nämlich nach jedem Umschlag abgewaschen und eingefettet oder eingepudert werden. Der wasserdichte Stoff darf nicht auf die bloße Haut zu liegen kommen.

Eichenrindenbad.

Der Arzt verordnet Eichenrindenbad bei Ekzem. Für ein Säuglingsbad, für welches etwa 30 *l* Wasser verwendet werden, nimmt man 30 *g* Eichenrinde. Diese werden über Nacht in 1 *l* kalten Wasser eingeweicht, dann vor Gebrauch in demselben Wasser eine Viertel Stunde lang gekocht. Diese Abkochung wird abgeseiht, dem Badewasser zugesetzt, das Bad auf Körpertemperatur temperiert und dann auf 40° C erhöht. Die Dauer des Bades ist 10 Minuten, nach dem Bad wird nicht geduscht, der Patient 10 Minuten im Badetuch liegen gelassen und dann erst abgetrocknet. Das Badewasser darf nie unnötig in der Wanne stehen, da die Gerbsäure der Eichenrinde die Wanne braun macht.

Einlauf (s. Darmeinlauf).

Eisumschläge.

Um Körperstellen Wärme zu entziehen oder sie blutarm zu machen, verwendet man in Eis gekühlte Kompressen, den Eisbeutel oder die Kühlschlange, die man auf die betreffenden Körperstellen legt. Den flach gelegten Eisbeutel füllt man mit zerkleinertem Eis mit etwas Salz gemengt und legt ihn, in eine Kompresse gehüllt, auf die zu kühlende Körperstelle. Sollte die Schwere des Eisbeutels unangenehm empfunden werden, so kann man an einem Reifen, den man über dem Bett ober Herz- oder Kniegegend anbringt, den Eisbeutel hängend befestigen, so daß derselbe die kranke Stelle nur leise berührt. Kühlschlangen, die ebenfalls nie direkt auf die bloße Haut gelegt werden dürfen, sondern stets in eine Kompresse zu hüllen sind, sind wegen ihres geringeren Gewichtes den Patienten in der Regel angenehmer als Eisbeutel (Herzkühler, Kopfkühler). Durch die Kühlschlange fließt eisgekühltes Wasser.

Erbrechen.

Das Erbrechen kommt insbesondere bei Säuglingen, aber auch bei älteren Kindern häufig vor und ist harmloserer Natur als bei Erwachsenen; es müssen aber auf jeden Fall alle Nebenerscheinungen und vorhergegangenen Ereignisse in Betracht gezogen werden. Der Brechakt löst immer ein Unwohlsein und eine Hilflosigkeit aus und verlangt Unterstützung und Beistand. Mit der einen Hand stützt die Schwester den Kopf des Patienten; in der anderen hält sie vor den

Mund des Kranken eine Tasse (Brechtasse). Das Erbrochene ist sofort wegzuräumen und nicht gleich vor dem Patienten auf Menge und Beimengungen zu untersuchen; das soll immer erst außerhalb des Krankenzimmers geschehen. Schmutzig gewordene Wäsche soll sofort gewechselt werden. Die Art des Erbrechens, die Menge des Erbrochenen und die Beimengungen können von Bedeutung sein und all das muß sehr genau beschrieben oder für den Arzt aufgehoben werden. An der Wiener Universitäts-Kinderklinik sind die Bezeichnungen für die Art des Erbrechens: pressend, geronnen und flüssig. Ersteres kann nur beurteilt werden, wenn man den Akt des Erbrechens gesehen hat; nach Milchnahrung bedeutet das geronnene Erbrechen, daß die Milch schon mit den Verdauungssäften in Verbindung war; das flüssige Erbrechen sagt, daß die Milch zurückgegeben wurde, ehe die Magenverdauung begonnen hatte. Die Menge des Erbrochenen ist ganz besonders bei Säuglingen wichtig und es ist zu beurteilen, ob nur ein Teil der Mahlzeit oder aber die ganze Mahlzeit, oder ob sogar noch Reste von früheren Mahlzeiten erbrochen wurden. Die Menge wird mit den Vokalen: *a* mittlere Menge, *e* reichlich, *i* sehr reichlich, *o* wenig und *u* sehr wenig bezeichnet. Von den Beimengungen wird Schleim mit mucus, Blut mit sanguis, und Galle, bil, mit dem ersten Konsonanten des lateinischen Wortes ausgedrückt.

Bezeichnung des Erbrochenen an der Universitäts-Kinderklinik in Wien.

1. Art des Erbrechens:	**1. Konsonant.**
f . . — fließend (*f*luere)	
p . . — pressend (*p*remere)	
r . . — geronnen (*r*heo)	
2. Menge des Erbrochenen:	**Vokal in der Mitte.**
. *i* . — übermäßig	
. *e* . — reichlich	
. *a* . — mittel	
. *o* . — wenig	
. *u* . — sehr wenig	
3. Beimengungen:	**2. Konsonant.**
. . *s* — Blut (*s*anguis)	
. . *m* — Schleim (*m*ucus)	
. . *b* — Galle (*b*il).	

Das Erbrochene eines Säuglings, der pressend, reichlich, geronnen und mit Schleim vermengt, erbrochen hat, würde demnach mit „prem" bezeichnet.

Fettbestimmung nach Gerber.

Prinzip: Durch Zusatz von Schwefelsäure zur Milch werden beinahe alle festen Bestandteile der Milch zerstört. Nur das Fett wird nicht angegriffen und scheidet sich unter Zusatz von Amylalkohol in einer durchsichtigen Lösung ab.

Ausführung: In das gereinigte Butyrometer läßt man 10 *ccm* reine Schwefelsäure, 11 *ccm* Milch und 1 *ccm* Amylalkohol hineinfließen. Das Butyrometer wird durch einen Gummipfropfen verschlossen und geschüttelt. Zentrifugieren durch fünf Minuten. Das Fett scheidet sich hiebei ab und kann genau abgelesen werden. Vor dem Ablesen wird das Butyrometer durch einige Minuten in Wasser von 65^0 gestellt. So viele Striche oder Grade die Fettsäure einnimmt, so viel Zehntel Gewichtsprozent enthält die untersuchte Milch, z. B. $35^0 = 3 \cdot 5\%$. Stets zweimal ablesen!

Fixierung von Kindern für Eingriffe in Mund, Nase, Ohr.

Man legt das Kind auf eine Decke oder ein Leintuch, bringt die Arme glatt an den Körper, schlägt das Leintuch um das Kind und bindet Oberarme und Unterarme, Oberschenkel und Unterschenkel mit je einer krawattenartig gelegten Kompresse (100 : 100 *cm* groß), so daß das Kind keine Bewegungen ausführen kann. Der so gefesselte Patient bekommt ein Billrothlätzchen umgebunden und wird von der Schwester auf den Schoß genommen.

Fliegerhaube

als Laushaube, zur Fixierung von Gesichtsmasken, Kopfverbänden, Ölumschlägen usw.

Eine Kompresse 100 : 100 *cm* wird in der Mitte rechteckig gefaltet. Die Kompresse wird mit der Falte gegen den Nacken zu auf den Kopf gelegt, so daß die beiden Flügel der Kompresse nach vorne

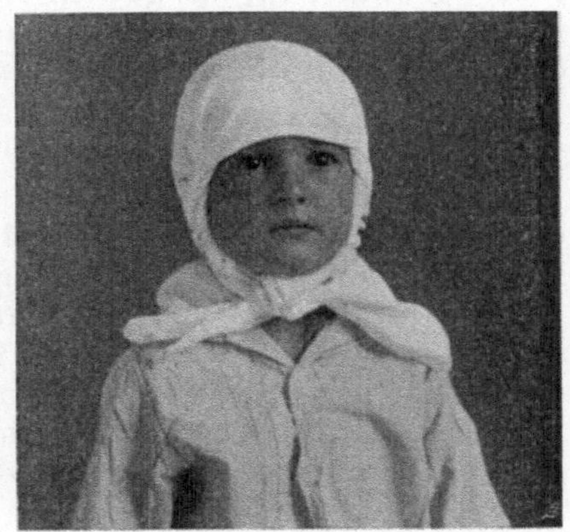

Abb. 23. Fliegerhaube.

offen liegen. Die oberen Flügel der Kompresse werden unter dem Kinn stramm gebunden, die beiden unten liegenden Flügel nach vorne gezogen und rückwärts geknotet.

Formalindesinfektion.

Bücher und Spielsachen werden im Formalinofen so aufgehängt oder aufgestellt, daß die Formalindämpfe überall gut eindringen können. Aufgelöstes 10% Formalin wird in die im Ofen befindlichen Pfannen eingefüllt; die Ofentür wird nun gut geschlossen und das Gas angezündet. Türen und Fenster des Desinfektionsraumes müssen geschlossen sein, damit die aufsteigenden Formalindämpfe nicht entweichen können. Nach zwei Stunden wird das Gas abgedreht. Nun läßt man die Formalindämpfe noch 24 Stunden einwirken, nach welcher Zeit man Fenster und Ofentür öffnet und frische Luft eindringen läßt. Nach dem Verflüchtigen der Formalindämpfe können die Sachen als „rein" aus dem Ofen genommen werden. Zum Einräumen der Sachen in den Ofen zieht man eine Schürze an, die nachher desinfiziert wird. Nachher gründliche Reinigung der Hände. Zum Schutze gegen die Formalindämpfe nimmt die Schwester ein nasses Tuch vor das Gesicht.

Frühgeburt (s. Wärmekasten).

Wenn keine Wärmevorrichtung zur Verfügung steht, so verhindert man das Auskühlen der Frühgeburt, indem man die Zimmertemperatur auf 20⁰ C hält und die Kleidung aus Watte herstellt, wobei auch das Köpfchen der Frühgeburt in eine Wattehaube zu kommen hat. Außerdem umgibt man das Kissen, in das die Frühgeburt gewickelt ist, mit gut eingewickelten Wärmeflaschen. Beim Wickeln ist angewärmte Wäsche zu verwenden und zu achten, daß die Frühgeburt nicht unbedeckt liegt.

Heißer Umschlag.

Heiße Umschläge werden bei Entzündungsprozessen nnd bei eitrigen Vorgängen angewendet. Man nimmt eine Windel, taucht sie in heißes Wasser und drückt sie dann vorsichtig aus. Vor dem Auflegen heißer Umschläge muß vorsichtig die Temperatur des Umschlages geprüft werden. Sie soll etwa 50⁰ C betragen. Ein Bedecken mit wasserdichtem Stoff und Watte verhindert das rasche Abkühlen; sobald aber dieses beginnt, muß der Umschlag durch einen anderen heißen Umschlag ersetzt werden.

Heißluftbehandlung.

Trockene heiße Luft kann man mittels elektrischer Apparate, die man an die Lichtleitung mit einem Steckkontakt anschließt, dem Körper zuführen. Diese Schwitzapparate sollen den jeweiligen Körperformen angepaßt sein, luftdicht den Körper umschließen und stets mit einem Thermometer versehen sein. Bei Verabreichung der „Heißluft" halte man die vom Arzt verordnete Temperatur und Dauer genau ein; eine auf den Kopf gelegte kalte Kompresse wird vom Patienten stets angenehm empfunden.

Hydrotherapie.

Die chemischen Wirkungen des Bades hängen von den Zusätzen des Badewassers ab; obwohl von den im Wasser gelösten, chemischen Bestandteilen nur minimale Mengen in das Körperinnere aufgenommen werden, haben dieselben, besonders in der Kinderpflege, eine therapeutische Bedeutung. Wir unterscheiden natürliche chemische Bestandteile, wenn das Quellwasser z. B. Eisen, Schwefel oder Jod enthält, und künstliche chemische Zusätze, wenn wir die vom Arzt verordneten chemischen Bestandteile, Sublimat, Seife, Senf, Wasserstoffsuperoxyd, Eichenrinde, dem Badewasser beifügen. Die Wirkung von Gasbädern — Sauerstoff und Kohlensäure — besteht hauptsächlich darin, daß die dem Badewasser beigemengten Gase einen prickelnden Reiz auf die Hautnerven ausüben, wodurch die Zirkulation angeregt und ein erhöhtes Hautgefühl erzeugt wird. Bei Kohlensäurebädern hat man durch Zudecken der Wanne die Einatmung von Kohlensäure zu verhindern.

Die thermischen Wirkungen werden ausgelöst durch:

Indifferente Bäder von 37^0 C — gleich der Körpertemperatur — meist als Reinigungsbäder angewendet. Heiße Bäder von 40^0 C und kalte Bäder von 30^0 C haben eine nervenanregende Wirkung und lösen eine raschere Zirkulation des Blutes aus. Heiße Bäder steigern die Körpertemperatur, daher man sie bei Untertemperaturen (Frühgeburten, Säuglingen) anwendet. Kalte Bäder setzen die Körpertemperatur herab, daher bei Hochfiebernden die Verordnung derselben erfolgt. Alle Bäder sollen mit der indifferenten Temperatur von 37^0 C beginnen und allmählich durch Zugabe von heißem oder kaltem Wasser auf die vom Arzt vorgeschriebene Temperatur gebracht werden. Bei heißen Bädern soll der Patient eine kalte Kompresse auf den Kopf bekommen und er muß stets wegen eventuellem Kollaps unter ständiger, genauer Kontrolle bleiben.

Unter Kollaps versteht man das plötzliche Versagen der Herzkraft; der Patient wird blaß, Lippen und Fingernägel werden zyanotisch, Hände und Füße fühlen sich kalt an, die Atmung wird oberflächlich, der Puls klein und unregelmäßig. Der Patient ist warm zu wickeln und mit Wärmeflaschen zu versehen. Sauerstoff, für Injektionen (Kampfer, Coffein) herrichten, Arzt sofort verständigen.

Häufig verordnet der Arzt nach einem heißen Bad eine kühle Übergießung (28^0 C), um Herztätigkeit und Atmung anzuregen.

Hypermangansaures Kali.

Hypermangansaures Kali ist violett, bildet stahlglänzende Kristalle und wird nur in starker Verdünnung (hellrote Lösung) gebraucht. Es gibt Sauerstoff ab, wodurch fäulniserregende Stoffe ihres Geruches beraubt werden. Es beeinflußt die Absonderung entzündeter Schleimhäute und wird außerdem zum Gurgeln und zu verschiedenen Spülungen und Bädern verwendet.

Um eine hellrote Lösung herzustellen, macht man zuerst eine konzentrierte Lösung von dunkler Farbe, von welcher man einige Tropfen in die jeweilig notwendige Menge Wasser hineingibt, wodurch sich letzteres hellrot färbt. Die Lösung verliert bei längerem Stehen ihre Farbe, ist daher oft zu erneuern. Da ungelöste Kristalle Verletzungen der Haut und Schleimhaut herbeiführen können, ist auf vollkommene Lösung der Kristalle zu achten.

Infusion.

Eine Infusion ist die subkutane- oder intravenöse Einspritzung einer größeren Menge Flüssigkeit, der auch Medikamente beigemengt sein können. Diese Zufuhr von Flüssigkeit wird nach schwerem Wasser- oder Blutverlust durchgeführt, oder bei Vergiftungserscheinungen. Die verwendete Flüssigkeit ist eine physiologische Kochsalzlösung (9 g auf 1 l Wasser), die auf jeder Krankenstation in sterilen Glaskolben vorhanden sein soll. Es gibt für Infusionen verschiedene Infusionsapparate. In der Regel bestehen sie aus einem größeren graduierten Glasbehälter für die Kochsalzlösung, aus einer Pumpvorrichtung, die eine Metallpumpe oder auch ein Gebläse sein kann, einem längeren Schlauch, der an einem Ende am Glasbehälter befestigt wird, am zweiten Ende des Schlauches wird eine zwei- oder dreispitzige Gabel angebracht, woran die Infusionsnadeln gesteckt werden. Die Kochsalzlösung muß auf 37° C erwärmt werden. An einer gut geleiteten Krankenstation ist der jeweilig in Verwendung stehende Infusionsapparat in einer Glaskassette steril vorbereitet.

Vorbereitung für eine Infusion.

Steriler Infusionsapparat samt Nadeln, sterile Kochsalzlösung auf 37° C erwärmt in 60° C warmem Wasserbad, Desinfektionsmittel für die Haut (Äther, Jod), Watte, Kollodium, Tasse. Wenn kein Infusionsapparat vorhanden ist, kann man die Kochsalzlösung mit einer größeren Spritze zuführen, nur geht es langsamer.

Infektionsstation.

Eine Station, die ansteckende Fälle führt, darf nicht jedem zugänglich sein; man hat zum Betreten dieser Station die Erlaubnis des leitenden Arztes einzuholen.

Die Räumlichkeiten sind in „reine“ und „unreine“ Räume getrennt: Räume, die für Patienten bestimmt sind, sowie die Räume, die zur Reinigung der bei der Pflege notwendigen Utensilien dienen, sind „unrein“; jene Räume, wie Umkleideraum für Personal, Küche, ein Raum für Drucksorten und der Schreibraum sind „rein“ und müssen rein bleiben. Alle zur Aufnahme und Entlassung notwendigen Drucksorten, sowie Medikamenten- und Speisenanforderungspapiere müssen „rein“ bleiben.

Die Küche einer Infektionsstation muß „rein“ bleiben, daher die diensthabende Schwester die Dienstschürze innerhalb des Krankensaales ablegt, ihre Hände desinfiziert und dann erst die Küche betritt. Alle Eßgefäße, die der Patient benützt, werden innerhalb des Krankensaales abgespült, in einen fahrbaren Geschirrkocher gegeben, erst ausgekocht und dann in der Küche vom Hausmädchen gewaschen. Leere Medikamentenflaschen, die innerhalb des Krankensaales in Gebrauch waren, müssen in einer 1% Sodalösung durch 4 Stunden desinfiziert werden.

Speisenreste werden in einem „reinen“ Topf gesammelt, gekocht und erst nach dem Kochen in den Trankkübel gegeben.

Mit Stuhl, Eiter oder Blut beschmutzte Wäsche muß in einer 1% Seifenlösung erst gereinigt und dann der allgemeinen Dampfdesinfektion unterzogen werden. Der Transport der unreinen Wäsche nach dem Sterilisierraum muß in reinen, verschlossenen Säcken erfolgen. Unreine Matratzen werden in ein Leintuch eingeschlagen, das mit 1⁰/₀₀ Seifenlösung getränkt ist und so nach dem Matratzenraum gebracht.

Unreine Kleider, Spielsachen, Krankengeschichten, Kurven werden in Billrothsäcken zu dem Sterilisierraum oder Formalinraum transportiert.

Innerhalb des Infektionskrankensaales sind Ärmelschürzen zu tragen, die man ablegt, sobald man die „unreinen“ Räume verläßt. Beim An- oder Ausziehen hat man sehr zu achten, daß die Innenseite des Mantels oder der Schürze nicht „unrein“ wird: daher Händewaschen vor und nach dem Mantelanziehen. Beim Anziehen des Mantels hat man zu achten, daß die „unreine“ Mantelseite nicht an die Kleider des Anziehenden kommt. Die Händedesinfektion vor Verlassen der Infektionsstation ist gewissenhaft einzuhalten. Als Desinfektionsmittel genügt gründliches Waschen mit Seife und warmem Wasser.

Injektion.

Eine Injektion ist die Einführung einer kleinen Menge Flüssigkeit in den Körper mittels Spritze. Das Medikament kann unter die Haut einverleibt werden — subkutane Injektion, oder es kann in das Muskelinnere eingespritzt werden — intramuskuläre Injektion, oder das Medikament wird direkt in die Vene eingeführt — intravenöse Injektion. Endlich verwendet der Arzt noch zu diagnostischen Zwecken (Tbc, Di), sowie zur Anästhesierung die intradermale Injektion. Wir unterscheiden schmerzstillende, betäubende, beruhigende und anregende Injektionen. Für die Injektion braucht der Arzt: Desinfektionsmittel für die Haut (Äther, Jod oder Benzin) eine sterile Spritze und Nadeln. Die Art der Nadeln ist abhängig vom Medikament; ölige Medikamente verlangen eine dickere Nadel. Da meist nur kleine Mengen injiziert werden, genügt eine kleine Spritze. Spritzen sind stets zerlegt, in Gaze gewickelt, trocken sterilisiert, in einer Glaskassette an jeder Krankenstation vorrätig zu halten. Ferner ist für die Injektion herzurichten: das Medikament, das gegeben werden soll (und das dem Arzt stets so zu reichen ist, daß er die Aufschrift lesen kann, also mit der Vignette nach vorne) und der Verschluß für die Injektionsstelle, Kollodium mit nur ganz wenig Watte.

Bei allen Eingriffen soll eine Tasse bereit stehen, um die gebrauchten Instrumente ablegen zu können. Das Medikament und die Stelle, wo die Injektion zu machen ist, bestimmt der Arzt. Die Pflegerin hat den Patienten in die entsprechende Lage zu bringen; Kinder müssen immer festgehalten werden.

Intubation.

Das Intubationsbesteck besteht aus einem Satz Tuben, das sind Metallröhrchen, welche der Form des kindlichen Kehlkopfes entsprechen, einen breiteren Halsteil haben mit einer Durchbohrung, durch die ein Seidenfaden gezogen ist, ferner aus dem Intubator, auf den der Tubus geschoben wird, um ihn in den Kehlkopf zu versenken, aus einer Mundsperre sowie aus einem Extubator, mit dem der Tubus aus dem Kehlkopf wieder herausgezogen werden kann. Gewöhnlich geschieht das Herausziehen mittels des am Tubus befestigten Seidenfadens.

Soll die Intubation an einem Kinde mit Krupp vorgenommen werden, so wird dasselbe zunächst mit einem Leintuch umwickelt (s. Fixierung S. 117), damit die Hände des unruhigen Kindes die Vornahme der Intubation nicht stören. Hierauf nimmt eine Schwester das Kind auf ihren Schoß, der Mund des Patienten wird mit dem Spatel geöffnet, die Mundsperre eingeschoben, eine zweite Schwester hält den Kopf des Kindes zwischen ihren beiden Händen genau in der Mittellinie etwas nach rückwärts gebeugt und streckt ihn in dem Moment vollständig gerade, wenn der Arzt mit dem Tubus beim Kehlkopfeingang angelangt ist und das Zeichen für die Gradstreckung des Kopfes gibt. Nach erfolgter Intubation wird der durch den Halsteil des Tubus gezogene Seidenfaden um das eine Ohr des Kindes geschlungen und mit Heftpflaster befestigt. Durch Einbinden der Hände wird das Herausziehen des Tubus verhindert.

Jodtinktur.

Jodtinktur ist eine 10%ige Lösung von Jod in Alkohol, bildet ein ausgezeichnetes Desinfektionsmittel und wird in der Chirurgie und in der Dermatologie viel verwendet. Die Jodtinktur wird zur Desinfektion der Haut vor Operationen und Eingriffen verschiedenster Art wie Inzisionen, Punktionen, Infusionen, Injektionen gebraucht. Die entzündeten Hautstellen werden mit Jodtinktur gepinselt; Eiterinfektionen der Haut werden durch Pinselung mit Jodtinktur häufig in ihrer Ausbreitung gehemmt. Manche Patienten mit empfindlicher Haut reagieren auf Jodtinkturpinselung mit starker Reizung der Haut; die Schwester hat daher strenge darauf zu achten, daß stets nur genau die vom Arzt bezeichnete Hautpartie gepinselt wird, und daß auch vor Injektionen oder Punktionen nicht eine überflüssig große Hautfläche bestrichen wird.

Jodtinktur wird durch das Tageslicht geschädigt, ist daher in dunklen Flaschen aufzubewahren. Die Flaschen sollen die Aufschrift „Äußerlich“ tragen und gut verschlossen sein, da sonst der Alkohol sich verflüchtigen könnte und dadurch die Konzentration steigen würde. Korkverschlüsse werden durch Jod geschädigt, daher sind Glas- oder Gummistoppeln zu verwenden. Jodtinktur macht in der Wäsche bleibende Flecke, darauf hat die Schwester Rücksicht zu nehmen. Frische Flecke können mit Salmiak, noch besser mit starker Natriumthiosulfatlösung entfernt werden.

Kampferöl.

Kampferöl ist eine 25%ige Lösung von Kampfer in Öl, die bei Herzschwäche als subkutane Injektion dem Organismus einverleibt wird (1 bis 5 cm^3). Kampferöl wirkt rasch, aber nicht lange anhaltend. Bei schwerkranken Säuglingen können nach wiederholten Kampferinjektionen allgemeine Krämpfe auftreten. Zur Injektion ist das Kampferöl im Wasserbad zu erwärmen und es sind starke Injektionsnadeln vorzubereiten. Gleich nach der Einspritzung ist die Injektionsstelle mit Watte zu reiben, damit die Flüssigkeit rascher zur Aufsaugung gelangt; am nächsten Tag ist die Injektionsstelle zu untersuchen, um festzustellen, ob es daselbst nicht etwa zu einer Abszeßbildung gekommen ist. Kampheröl soll an jeder Krankenabteilung vorrätig sein und soll im Eiskasten aufbewahrt werden.

Katheterisierung.

Das Katheterisieren ist das künstliche Entleeren der Blase. Für den Arzt ist der der Größe des Patienten entsprechende Katheter, eine Harntasse und Sublimattupfer zur Reinigung der Harnröhrenmündung und deren Umgebung vorzubereiten. Bei der Reinigung hat man nur einmal mit je einem Sublimattupfer über die Geschlechtsteile von vorn nach rückwärts zu wischen.

Klysmen.

Klysma nennen wir die Einführung einer kleineren Menge Flüssigkeit in den Darm. Klysmen können als Träger von Medikamenten oder Nährwerten dienen oder auch entleerend wirken. Das vorher sorgfältig geprüfte Darmrohr wird vorsichtig in den Mastdarm eingeführt, die vorbereitete, vom Arzt bestimmte Flüssigkeit (100 bis 200 *g*) mittels Spritze (Metall, Hartgummi oder Glas) langsam eingespritzt. Je nach der Wirkung, die das Mittel auslösen soll, gibt es anregende oder entleerende Klysmen; beruhigende Klysmen mit Chloral; Nährklysmen mit Milch, Eiern und Zucker. Vor jedem Klysma, das den Zweck hat, dem Organismus irgend ein Medikament zuzuführen, muß ein Reinigungsklysma verabreicht werden, damit die eingeführte Flüssigkeit in den leeren Darm kommt.

Verschiedene Rezepte für Klysmen.

Kochsalzklysma:	50 *g* Kochsalz auf 1 *l* kühles Wasser — abführend.
Seifeneinlauf:	15 *g* geschabte Kernseife in 1 *l* Wasser. Die Lösung darf nicht schäumen, da im Schaum enthaltene Luft den Kranken belästigt.
Kamillenklystier:	15 *g* Kamillen auf 250 *g* Wasser, kochen, abseihen, auf Körpertemperatur abkühlen und eingießen; wirkt schmerzstillend.
Stärkeopiumklysma:	15 *g* Stärkemehl mit etwas kaltem Wasser anrühren, dann mit heißem Wasser auf 150 *g* auffüllen, dazu nach ärztlicher Verordnung bis 10 Tropfen Opium; wirkt stopfend und schmerzstillend.
Glyzerin- u. Ölklystier:	5 *cm³* Glyzerin (Öl) werden erwärmt und eingeführt. Wirkt abführend. Oft schon nach 10 Minuten Stuhl.
Chloralhydratklysma:	25 *cm³* bzw. 50 *cm³* Chloralhydrat in 1 % Lösung werden langsam eingeführt. Wirkt beruhigend und krampfstillend. Streng nach ärztlicher Anordnung durchzuführen.

Nährklysma: Wird in kleinen Mengen 3- bis 4 mal täglich gegeben, 100 bis 250 g. Das Rezept wird vom Arzte angeordnet, gewöhnlich Milch, Ei, Zucker und Salz, nach Verordnung auch einige Tropfen Opium. Während der Mast-darmernährung muß täglich mindestens ein Reinigungsklysma verabfolgt werden.

Kochrezepte.

Knödel für 100 Kinder, pro Kind 10 Hn = 100 Kn.

15 Kn	Fett	1·12 *kg*
35 ,,	Mehl	7 ,,
50 ,,	Weißbrot . , ...	12·5 ,,

Geschnittenes Brot im Rohr bähen, ausgekühlt mit heißem Fett oder angerösteter Petersilie überbrühen, mit Mehl und der nötigen Wassermenge gut durcharbeiten, Knödel formen und in siedendes Salzwasser einlegen und garkochen.

10 Hn Bouillon für Säuglinge à 200 *g*:

2 Hn	Fleischbrühe	2000 *g*
8 ,,	Grieß	160 ,,
10 Hn einkochen auf		2000 *g*

Der Grieß wird in die kochende Fleischbrühe eingerührt und auf ein bestimmtes Gewicht (2000 *g*) eingekocht. Zubereitungs-dauer ½ Stunde.

10 Hn Grießsuppe für den Säugling à 67 *g*:

2·5 Hn	Gries . . . . : . .	50 *g*
7·5 ,,	Butter	62 ,.
	Wasser	750 ,,
	Salz	3 ,,
10 Hn einkochen auf		670 *g*

Der Grieß wird mit Butter gelb geröstet, mit Wasser aufge-gossen, gesalzen und auf 670 *g* eingekocht. Zubereitungsdauer ½ Stunde.

10 Hn Karfiol für den Säugling à 50 *g*.

2 Hn	Karfiol	500 *g*
1 ,,	Milch	100 ,,
1 ,,	Mehl	20 ,,
6 ,,	Butter	51 ,,
10 Hn einkochen auf		500 *g*

500 *g* geputzterKarfiol (Blumenkohl) werden eine Stunde vor der Zubereitung gewaschen und in Salzwasser gelegt, um die eventuell in den einzelnen Rosen versteckten Insekten zum Auskriechen zu bringen. Der Karfiol wird ·in wenig Wasser mit 5 *g* Salz weich gedünstet. Von Butter und Mehl wird eine helle Einbrenn gemacht, mit 100 *g* Milch aufgegossen, der Karfiol hinzugefügt, durch ein Sieb gerührt und auf 500 *g* eingekocht.

10 Hn Karotten für den Säugling à 50 *g*:

2 Hn	Karotten	400 *g*
1 ,,	Mehl	20 ,,
1 ,,	Zucker	17 ,,
5 ,,	Butter	42 ,,
1 ,,	Milch	100 ,,
	Salz	3 ,,
10 Hn	einkochen auf	500 *g*

500 *g* geputzte und gewaschene Karotten werden in wenig Wasser mit 17 *g* Zucker und 3 *g* Salz weich gedünstet. Von Butter, Mehl und Milch wird eine ganz helle Einbrenn gemacht, die gedünsteten, passierten Karotten hinzugefügt und auf 500 *g* eingekocht.

Bröselfleckerln für 100 Kinder, pro Kind 10 Hn = 100 Kn.

10 Kn	Fett	0·75 *kg*
6 ,,	Zucker	1 ,,
77·5 ,,	Teigwaren	15·5 ,,
6·5 ,,	Brösel	1·3 ,,

Teigwaren in siedendes Salzwasser einkochen, Brösel in Fett rösten, mit Teigwaren und Zucker gut mengen.

10 Hn Kartoffelbrei für den Säugling à 50 *g*.

3·75 Hn	Kartoffel	300 *g*
3·75 ,,	Fett	28 ,,
2·5 ,,	Milch	250 ,,
10	Hn einkochen auf	500 *g*

Die gekochten Karotten werden durch ein Haarsieb passiert, mit Fett, Milch und 4 *g* Salz vermengt und aufgekocht. Zubereitungsdauer $^3/_4$ Stunden.

10 Hn Kochsalat für den Säugling à 50 *g*:

2 Hn	Kochsalat	500 *g*
1 ,,	Milch	100 ,,
1 ,,	Mehl	20 ,,
6 ,,	Butter	51 ,,
	Salz	3 ,,
10 Hn	einkochen	500 *g*

Der Kochsalat wird geputzt, in trockenem Zustand gewogen und gut durchgewaschen, hierauf in kochendes Salzwasser gegeben, durch 20 bis 25 Minuten gekocht, abgeseiht, ausgedrückt und passiert. Aus Butter und Mehl wird eine helle Einbrenn gemacht, die, ausgekühlt, mit kalter Milch verrührt wird; in diesem Mehlbrei wird der Kochsalat auf 500 g eingekocht. Zubereitungsdauer 1 Stunde.

10 Hn Kohlrüben für den Säugling à 50 g:

2 Hn	Kohlrüben	500 g
1 „	Milch	100 „
1 „	Mehl	20 „
6 „	Butter	51 „
10 Hn einkochen auf		500 g

500 g geputzte, gewaschene Kohlrüben werden in wenig Wasser mit 5 g Salz weich gedünstet. Von Butter, Mehl und Milch wird eine ganz helle Einbrenn gemacht, die gedünsteten, passierten Kohlrüben zugefügt und auf 500 g eingekocht.

10 Hn Spinat für den Säugling à 50 g:

2 Hn	Spinat	500 g
1 „	Milch	100 „
1 „	Mehl	20 „
6 „	Butter	51 „
10 Hn einkochen auf		500 g

500 g gewaschener, geputzter Spinat wird in wenig Wasser mit 5 g Salz möglichst rasch gekocht und dann gewiegt. Von Butter, Mehl und Milch wird eine helle Einbrenn gemacht, der fein gewiegte Spinat hinzugefügt, das Ganze passiert und auf 500 g eingekocht.

10 Hn Kohl für den Säugling à 50 g:

2 Hn	Kohl	500 g
1 „	Milch	100 „
1 „	Mehl	20 „
6 „	Butter	51 „
10 Hn einkochen auf		500 g

Der in trockenem Zustand gewogene, geputzte Kohl wird in Salzwasser $^1/_2$ Stunde gekocht, abgeseiht, ausgedrückt und passiert. Aus Butter, Mehl und Milch wird eine lichtgelbe Einbrenn gemacht, der passierte Kohl zugefügt und auf 500 g eingekocht.

Bohnensuppe für 100 Kinder, pro Kind 10 Hn = 100 Kn.

20 Kn Fett . . . . 1·5 *kg*
4·9 „ Mehl . . . . 0·98 „
75 „ Bohnen . . . . 18·75 „
0·1 „ Zwiebel . . . . 0·2 „

Bohnen weichkochen, einbrennen, Zwiebel in Fett anrösten, daruntermengen, salzen und nach Geschmack Essig spritzen.

Kakao für 100 Kinder, pro Kind 10 Hn = 100 Kn.

10 Kn Kakao . . . . 1·66 *kg*
20 „ Zucker . . . . 3·32 „
70 „ Kondensmilch, gezuckert . . . 14 „ (35 Dosen)

Kondensmilch und 25 *l* Wasser aufkochen lassen, Kakao und Zucker kalt abrühren, in die siedende Milch einrühren.

Kochsalzlösung (s. physiologische Kochsalzlösung und Infusion).

Krätze (Schmierkur).

Der Patient wird mit einer 3%igen Seifenlösung gut eingeseift und wird in ein 0·1%iges Seifenbad von 37⁰ C durch 10 Minuten gelegt, so daß die Haut recht weich und geschmeidig wird. Hierauf wird der Patient rasch mit warmen Tüchern abgetrocknet und alle vom Arzt angegebenen Stellen gut mit Wilkinson-Salbe eingerieben; die Salbe muß sehr gut verstrichen werden. Der Patient soll alte oder färbige Wäsche erhalten, da die Wäsche durch die Salbe beschädigt wird. Die Salbeneinreibung wiederholt man durch drei Tage, ohne den Patienten zu baden. Das Gesicht kann gewaschen werden. Am vierten Tag erhält der Patient ein Seifenbad. Bett, Bettzeug und Wäsche müssen desinfiziert werden.

Schnellkur bei Skabies (Dauer 3 Stunden).

Eine Viertelstunde den ganzen Körper mit Schmierseife einreiben. Eine halbe Stunde im 37⁰C warmen Bade den Körper nochmals mit Schmierseife einreiben und gut abspülen. Mit Vaselin, dem 25% Sulfur praec. und 10% Kalium carbon. beigemengt sind, den ganzen Körper einreiben, in ein Tuch einwickeln, zudecken und schwitzen lassen.

Hierauf ein Reinigungsbad geben, mit Zinksalbe einschmieren und frische Leib- und Bettwäsche verabreichen.

Kurvenzeichnung.

Alle Beobachtungen und ärztlichen Verordnungen am Patienten werden in erster Linie auf eine Wochentabelle notiert, wobei man

Name: T. G., $1^1/_2$ Monate.

2800 g	2850 g	2840 g
6 × 60 Sibo 3·5 Dnsq 1 × Eichenrinden- bad		6 × 70 Sibo 4·0 Dnsq
6 Uhr 60 Sibo me	60 Sibo ma	60 Sibo a
pro 9 Uhr 60 Sibo me	60 Sibo	60 Sibo
36·3 12 Uhr 60 Sibo	36·6 60 Sibo pru	36·3 60 Sibo
15 Uhr 60 Sibo ma	60 Sibo	70 Sibo
36·1 18 Uhr 60 Sibo	37·2 60 Sibo ap fo	36·8 70 Sibo
21 Uhr 60 Sibo ma	60 Sibo	
e e a e a o	e o a e e e	e e e a e
	Hustet!	

Wochentabelle.

Die ersten drei Tage einer Wochentabelle. In den einzelnen Tages-
rubriken ist links eventuelles Erbrechen (und Temperatur) und rechts der
Stuhl vermerkt. Die Vokale in der untersten Rubrik bezeichnen den
Appetit. (Siehe S. 116, 131, 142.)

schon bei diesen Aufzeichnungen eine bestimmte Reihenfolge ein-
hält: Nahrungsaufnahme, Stuhl, Erbrechen, Temperatur, Harn,
Medikamente werden in bestimmte Rubriken geschrieben, wodurch
das Zeichnen der Kurve nachher bedeutend erleichtert wird. Von
der Wochentabelle werden die Beobachtungen, Wägungen, Messungen

auf die Monatstabelle übertragen. Es lassen sich alle gemachten
Beobachtungen oder Ergebnisse von Therapien graphisch darstellen.
Dadurch wird dem Arzt außerordentlich viel Zeit erspart, da er beim

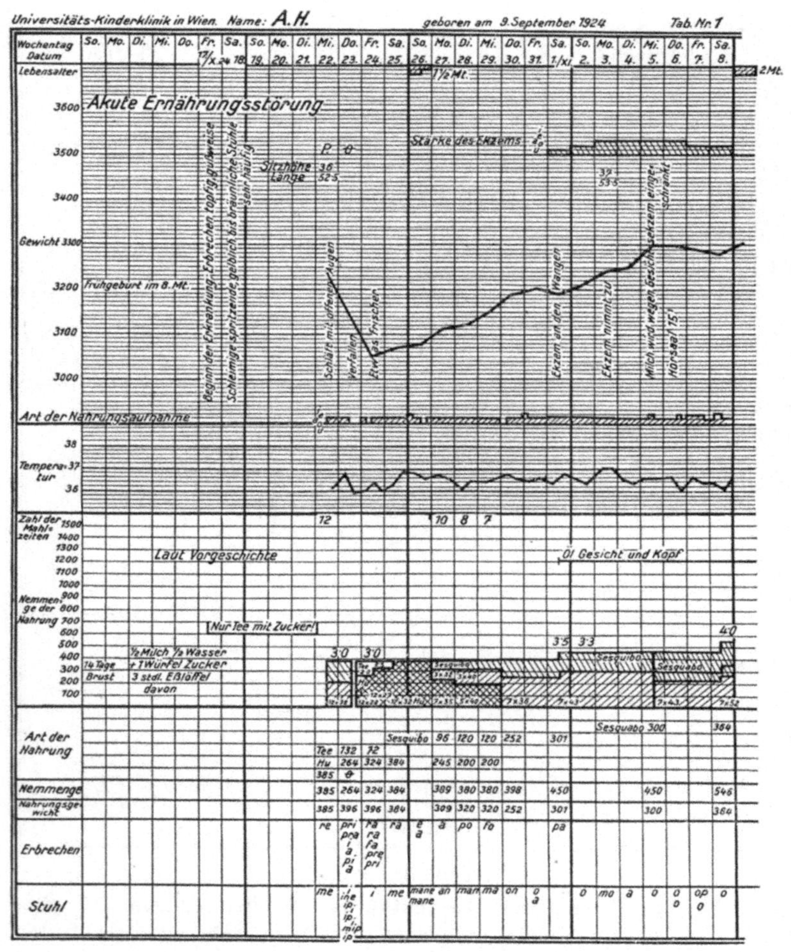

Abb. 24. Monatstabelle.

Anblick der Darstellung sehr rasch über viele Punkte informiert
wird. Schließlich wird bei Patienten, die lange im Spital bleiben,
eine Übersichtskurve angelegt, die Eintragungen für mehrere
Monate gestattet und so den Verlauf der Krankheit in übersicht-
licher Weise beurteilen läßt.

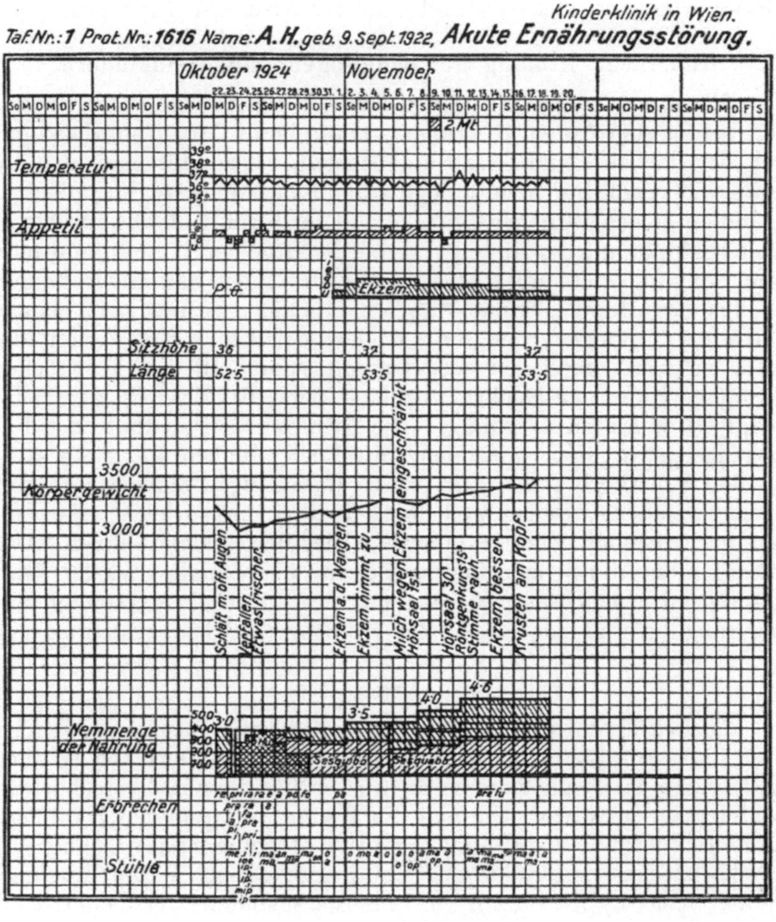

Abb. 25. Übersichtskurve.

Der Appetit ist nach Sr. Panzer in gleicher Weise wie der
Ernährungszustand (siehe S. 41) mit den Vokalen des Alphabetes
bezeichnet: a = gut, o = schlecht, u = sehr schlecht, e = sehr gut,
i = übermäßig hastig. Die Art der graphischen Darstellung ist aus
der obenstehenden Abbildung ersichtlich.

Künstliche Atmung bei Frühgeburten.

Zu den Eigentümlichkeiten und Gefahren der Frühgeburt
gehört das Aussetzen der Atmung. Um das Kind an das Atmen

zu erinnern, genügt das sanfte seitliche Zusammendrücken des Brustkorbes und das darauffolgende Plattdrücken des Brustkorbes.

Künstliche Atmung bei Säuglingen und Kleinkindern.

Hört ein Säugling zu atmen auf, soll die Schwester versuchen, ihn wieder zum Atmen zu bringen. Man nimmt ihn auf und beklopft mit der flachen Hand Gesäß und Rücken. Vermutet man, daß ein Fremdkörper die Luftwege verlegt, so nimmt man den Säugling mit einer Hand an beiden Beinchen hoch, so daß der Kopf nach abwärts hängt und beklopft mit der anderen Hand den Rücken. Dabei muß man den Säugling stets über eine weiche Unterlage halten, er könnte ja aus der Hand gleiten. Manchmal genügt es auch, mit einem Spatel den Zungengrund fest niederzudrücken. Erst wenn dies alles erfolglos geblieben ist, beginnt man mit der künstlichen Atmung. Unter den Nacken wird eine kleine Rolle gelegt, damit der Kopf etwas hinten überhängt. Die Arme werden oberhalb des Ellbogengelenkes gefaßt, über den Kopf hoch gehoben und dann sanft an den Brustkorb angedrückt; diese Bewegungen müssen sehr vorsichtig gemacht werden, weil dem Säugling nur zu leicht eine Verletzung zugefügt werden könnte. Die Bewegungen haben etwa 20mal in der Minute zu erfolgen. Beginnt der Säugling wieder selbständig zu atmen, so setzt man mit der künstlichen Atmung aus, der Säugling muß jedoch noch durch längere Zeit beobachtet werden.

Lapis.

Lapis (Silbernitrat) wird als Lapisstift oder in Lösung verwendet. Der Lapisstift dient zur Verschorfung von Granulationen (s. auch Blenorrhoe des Neugeborenen S. 49). Die Lösung wirkt verschorfend und Bakterien tötend. Um eine Verätzung der gesunden Haut fern zu halten, wird die Umgebung der zu verätzenden Stelle nachher mit Kochsalzlösung bespült, wodurch eine unschädliche Verbindung entsteht. $^1/_2$ bis 1%ige Lösung wird für Blasenspülung verwendet. 1 bis 10%ige Lösung zur Bepinselung schlecht heilender Wunden. Dem Licht ausgesetzt, wird Lapislösung verändert, ist daher in dunklen Flaschen zu verwahren. In Wäsche macht Lapis schwarze Flecke, daher hat die Schwester damit sehr vorsichtig zu hantieren, besonders auf guten Verschluß der Flasche zu achten. Auch Lapisstift verfärbt die Wäsche und schädigt sie.

Laugenvergiftung.

Laugenvergiftungen kommen bei Kindern nicht selten bei Verwechslung von Flaschen durch Verschlucken von Kali- oder Natronlauge, Salmiak- und Sodalösung vor. Die Lauge verätzt den Mund, die Speiseröhre und den Magen. Die Kinder erbrechen und klagen über Leibschmerzen. Sofort den Arzt verständigen. Zur Magenspülung vorbereiten (s. S. 133). Gegenmittel sind verdünnte Säuren, wie Essig- und Zitronensäure, wenig angesäuertes Wasser in großen Mengen, Zitronensaft.

Laushaube.

Eine Laushaube wird in folgender Weise angelegt: Das gut gewaschene Haar wird mit einem Läusemittel (Sabadillspiritus, Petroleum) eingetupft, langes Haar mit der Flüssigkeit gut durchtränkt. Bei diesem Eintupfen der Kopfhaut hat man sehr zu achten, daß keine Flüssigkeit in die Augen kommt, am besten läßt man den Patienten die Augen mit einer Kompresse zuhalten. Der Kopf wird nun mit einem Tuch, 100:100 *cm*, in der Art eingebunden, daß die Haare gut gedeckt sind und nirgends heraussehen, da sonst eine Entlüftung der Haare und dadurch eine Schwächung des Läusemittels entstehen würde. (s. Fliegerhaube S. 117), Die Haargrenze und die Partien hinter den Ohren werden mit Vaseline eingefettet. Nach 8 bis 12 stündiger Einwirkung sollen die toten Läuse abgekämmt und die vorhandenen Nisse mit warmem Essig und einem sehr engen Staubkamm heruntergekämmt werden. Sind die Läuse nach dieser Prozedur nicht tot, so ist das Läusemittel schlecht.

Um eine Kinderkrankenstation vor Infektion mit Läusen zu schützen, hat die Schwester nicht nur bei jedem neuen Patienten eine Kopfinspektion vorzunehmen, sondern sie hat allwöchentlich allen Patienten eine Laushaube anzulegen. Falls Läuse gefunden werden, werden bei Knaben die Haare am zweckmäßigsten abgeschnitten; bei Mädchen ist dies nicht immer möglich.

Lysol.

Lysol ist ein Gemenge von Formaldehyd und Kaliseife und bildet eine bräunliche Flüssigkeit, die sich in Wasser löst. Es wirkt desinfizierend und wegen seines Seifengehaltes auch sehr gut reinigend (s. Desinfektion S. 110). Lysollösung wird zur Desinfektion von Einrichtungs- und Gebrauchsgegenständen, der Wäsche, der Hände, von Stuhl und Harn in 2- bis 3%iger Lösung verwendet. Starke Lösungen wirken verätzend auf Haut und Schleimhaut. Der Geruch des Lysols wird von manchen Patienten sehr unangenehm empfunden.

Bei Lysolvergiftung kommt es zu schweren Verätzungen der Schleimhaut. Als Gegenmittel wird Milch, Eiweißwasser oder Öl angewendet.

Magenspülung.

Eine Magenspülung durchzuführen, ist Sache des Arztes; die Schwester hat nur die Vorbereitungen zu treffen. Meist wird vor der

Magenspülung der Magen ausgehebert, um den Mageninhalt untersuchen zu können. Zur Magenspülung braucht man eine Magensonde, dem Alter des Patienten entsprechend groß; vor Gebrauch muß sie genau geprüft werden, ob sie nicht brüchig oder rissig ist, sie muß keimfrei (ausgekocht) sein. An die Magensonde kommt ein Glasrohr, sogenanntes Verbindungsstück, an dieses ein langer Schlauch, an welchen ein großer Glastrichter gesteckt wird. Weiter ist vorzubereiten: reichlich Spülflüssigkeit von 37° C, ein Kübel zum Auffangen der Spülflüssigkeit, ein graduiertes Meßglas zum Eingießen und ein Spitzglas, um den ausgeheberten Magensaft aufnehmen zu können. Wenn sich der Patient gegen diese Prozedur sehr wehrt, wird er fixiert (siehe S. 113), was bei Kindern stets notwendig ist. Der Arzt legt eine Mundsperre ein und führt die mit Glyzerin befettete Magensonde ein. Der Trichter wird niedrig gehalten, die Spülflüssigkeit eingegossen, der Trichter langsam hochgehoben und die Spülflüssigkeit langsam einfließen gelassen; durch Senken des Trichters kommt die Spülflüssigkeit wieder zurück und wird im bereit gestellten Kübel aufgefangen. Der Patient muß während der Spülung zum Tiefatmen aufgefordert werden; Pressen und Würgen muß unterdrückt werden. Beim Nachgießen der Flüssigkeit sollen Luftzwischenräume vermieden werden. In das Spülwasser können verschiedene Beimengungen gegeben werden, die vom Arzt bestimmt werden. Nach jeder Magenspülung soll der Patient den Mund spülen. An jeder Krankenstation sind alle Utensilien, die man zu einer Magenspülung braucht, in einer geschlossenen Glaskassette vorbereitet gehalten, um rasch eine Magenspülung durchführen zu können.

Maske bei Gesichtsekzem.

Eine derartige Maske wird aus Lint geschnitten, dem Gesicht des Patienten entsprechend groß: für Augen, Mund und Nase werden Öffnungen eingeschnitten. Beim Schneiden der Maske soll der Fleck so groß genommen werden, daß von der Stirne aus ein gutes Stück über die Schädeldecke, auch über Ohren und Kinn, reicht, damit man den auf das Gesicht gelegten Fleck mit der „Fliegerhaube" fixieren kann. Auf die glatte Seite des Lintstoffes wird die vom Arzt verordnete Salbe dünn aufgestrichen. Das Gesicht wird mit Öl oder lauem Wasser gereinigt und dann wird die Maske aufgelegt. Da fast alle Ekzeme großen Juckreiz verursachen, muß man die Kinder am Kratzen durch Versteifung des Ellbogengelenkes und Anlegen von Fäustlingen verhindern.

Morphium.

Morphium ist ein narkotisches Gift, das in Pulver- oder Tropfenform oder als Injektion bei Schmerzen und Schlaflosigkeit verwendet

wird. Bei größeren Dosen von Morphium kann es zu Pulsverlangsamung, oberflächlicher Atmung und Pupillenverengung kommen.
Der Arzt gibt dann meist als Gegenmittel Atropin. Morphium muß
als Gift bezeichnet und gut versperrt sein und daher im Giftschrank
aufbewahrt werden.

Nabelverband.

Solange die Nabelwunde noch nicht verheilt ist, muß sie durch
sterile Bedeckung vor dem Eindringen von Bakterien geschützt
werden. Durch Unterlassung des Bades und durch Einstuppen mit
antiseptischem Stupp wird das Eintrocknen des Nabelschnurrestes
beschleunigt. Die Nabelstelle wird dick mit Dermatolstupp be-
streut, ein steriler Tupfer daraufgelegt und von den Füßen her
eine elastische Nabelbinde darüber gezogen. Die Naht derselben
muß nach außen liegen, seitlich neben der Nabelwunde. Beim
Waschen bleibt der Verband liegen und wird täglich nach dem Abtrocknen erneuert.

Narkose.

Man unterscheidet eine allgemeine Narkose und eine lokale
Anästhesie. Eine allgemeine Betäubung wird durch Einatmung
gasförmiger Mittel, wie Äther und Chloroform, bewirkt. Lokale
Betäubung erfolgt durch Kälteeinwirkung an der zu betäubenden
Stelle oder durch Injektion, Einpinselung oder Einreibung eines
Narkotikums. Beide Arten der Narkose sind Sache des Arztes; die
Schwester hat nur vorzubereiten und für eventuelle Hilfe während
der Betäubung zu sorgen.

Vorbereitung zur Narkose: Ein ruhiges Zimmer, Hörröhr,
Betäubungsmittel in graduierten Tropfflaschen nach Angabe des
Arztes, zwei Narkosekörbe zum eventuellen Wechsel, Sauerstoffapparat für Komplikationen, Vaseline zum Einfetten der Umgebung
des Gesichtes, wo der Narkosekorb aufliegt, Zungenzange, Mundsperre, Brechtasse, Tupferzange, Tupfer und Handtücher. Die Narkoseflüssigkeit soll in dunklen, graduierten Tropffläschchen aufbewahrt
sein und ihre Menge muß bei Beginn der Narkose notiert werden.

Der Patient soll entkleidet, jedoch zugedeckt, in den Narkose-
raum gebracht werden. Hier soll vollkommene Ruhe herrschen.
Während der Narkose werden Atmung, Puls und Pupillen ständig
beobachtet, jede Unregelmäßigkeit hat man dem Operateur zu
melden. Bei eventuellem Erbrechen hat man den Kopf des Patienten
so zu legen, daß das Operationsfeld nicht beschmutzt wird. Bei
Schleimansammlung in der Mundhöhle entfernt man mittels Tupfer
den Schleim aus der Mundhöhle. Sinkt die Zunge nach rückwärts,
so wird die Atmung beeinflußt, und man holt die Zunge mittels der
Zungenzange hervor. Der Arzt, der die Narkose vornimmt, bleibt

in der Regel beim Patienten, bis derselbe vollkommen erwacht. Die Schwester, die den Dienst beim Patienten unmittelbar nach der Operation übernimmt, hat ständig im Zimmer des Frischoperierten zu bleiben, Puls und Atmung zu kontrollieren und wegen Blutungsgefahr genau zu beobachten. Zeichen äußerer Blutung sind am Verband kenntlich. Zeichen innerer Blutung sind: häufiges Gähnen, spitze Nase, große Unruhe, unregelmäßiger Puls und verfallenes Aussehen.

Ölhaube.

Die Ölhaube hat den Zweck, vorhandene Krusten am Kopf zu erweichen, um dieselben abkämmen zu können. Man reinigt zuerst den Kopf mit Seife und lauem Wasser, die Haare werden geschnitten. Dann betupft man den ganzen Kopf mit Öl, legt mit Öl getränkte Lintflecke auf und setzt Säuglingen ein Häubchen auf, um die Ölflecke zu fixieren. Einem älteren Kind befestigt man die Ölflecke mit einer Kompresse, $80 \times 80\,cm$, wie bei der Laushaube. Nach mehreren Stunden kann man die Krusten mit einem Staubkamm vorsichtig abkämmen und den Kopf wieder gut mit Seife und warmem Wasser waschen. Sollten durch diese Prozedur blutende Stellen entstehen, so werden sie je nach Verordnung des Arztes mit einer indifferenten Salbe bedeckt und verbunden, oder nur jodiert.

Physiologische Kochsalzlösung.

Physiologische Kochsalzlösung ist eine Lösung von 9 g Kochsalz in 1000 cm^3 Wasser $(9^0/_{00})$. Diese Salzlösung entspricht annähernd dem Salzgehalt des menschlichen Blutes und wird deshalb physiologische Kochsalzlösung genannt. Sterile Kochsalzlösung wird zu subkutanen, intravenösen, intraperitonealen Infusionen nach Blut- oder Wasserverlusten verwendet. Außerdem wird diese Lösung zu Wundspülungen bei Operationen, zu Tropfklysmen, Magen- und Darmspülungen usw. gebraucht. Gewöhnlich wird physiologische Kochsalzlösung in Glaskolben von der Apotheke geliefert. Man kann sie aber auch selbst herstellen, indem man 9 g Kochsalz in 1000 cm^3 Wasser in einen Glaskolben füllt, den Kolben trocken abwischt und über einer offenen Flamme zehn Minuten hindurch kochen läßt und verschließt. Sterile Kochsalzlösung muß stets an jeder Krankenstation vorrätig sein, muß aber von Zeit zu Zeit im Sterilisator oder durch Aufkochen frisch sterilisiert werden.

Punktion.

Punktion ist die Entnahme einer Flüssigkeit aus dem Körper. Je nach der Körperstelle, wo punktiert wird, haben wir die notwendigen Instrumente vorzubereiten.

Die Flüssigkeitsentnahme aus dem Rückenmarkskanal wird mit Lumbalpunktion bezeichnet. Wir brauchen dazu sogenannte Lumbalnadeln, sterile Eprouvetten zum Auffangen der Lumbalflüssigkeit, Desinfektionsmittel für die Haut, Jod, Wundverschluß, Watte und Kollodium.

Die Entnahme von Flüssigkeit aus dem Brustraum — Pleurapunktion oder Probepunktion — wird mittels steriler Pravazspritze vorgenommen. Vorzubereiten ist Jodtinktur zur Hautdesinfektion und eine Eprouvette zur Aufnahme der entleerten Flüssigkeit.

Flüssigkeit aus der Bauchhöhle wird meist mit Trokar entnommen, das ist eine dicke Kanüle mit Hahnvorrichtung, damit dickflüssiger Inhalt ablaufen kann. Für die Bauchpunktion ist vorzubereiten: steriler Trokar, Drainrohr, Pinzette, Tupferzange, Tupfer, Krüllgaze uud ein Gefäß zum Auffangen der entleerten Flüssigkeit. Desinfektionsmittel für die Haut, Äther, Alkohl oder Jodtinktur; da eine Bauchpunktion ein ernsterer Eingriff ist, muß die strengste Asepsis eingehalten werden.

Pyramidon.

Pyramidon ist ein weißes, in heißem Wasser lösliches, etwas bitter schmeckendes Pulver. Es wirkt 1. gegen Temperatursteigerung, 2. gegen Schmerzen. Es wird bei akuten und chronischen fieberhaften Erkrankungen als Entfieberungsmittel gegeben, außerdem zur Schmerzstillung bei Kopf-, Zahn- und Nervenschmerzen. Kindern wird 0·1 bis 0·3 1- bis 2mal täglich verordnet. Pyramidon ist ein ziemlich starkes Medikament, manche Patienten bekommen darauf Herzklopfen und Schwindelgefühl. Der Harn wird durch Pyramidon manchmal rot gefärbt. Bei der Verabreichung hat, falls der bittere Geschmack unangenehm empfunden wird, derselbe durch etwas Zuckerwasser oder Fruchtsaft überdeckt zu werden. Die beste Zeit der Darreichung ist die Zeit, zu welcher ein Temperaturanstieg erwartet wird. Die Schwester hat zu beobachten, ob die Schmerzen nachlassen und ob und um wieviel die Temperatur nach Verabreichung des Mittels sinkt.

Säuglingsausstattung.

In welcher Ausführung die Mutter die Ausstattung für ihren Säugling anschafft, hängt natürlich von den Mitteln ab, über die sie verfügt. Jedenfalls soll aber die Mutter schon längere Zeit vor der Geburt ihres Kindes bemüht sein, nach und nach alle notwendigen Sachen einzuschaffen. Folgende Aufstellung gibt eine besondere reiche Ausstattung an.

Die mit * bezeichneten Gegenstände sind nicht unbedingt notwendig.

1 Bettchen, 3 Drittelmatratzen, 1 wollene Decke,
1 Wickeltisch*, 2 Kautschukeinlagen, 1 Wickelpolster*,
1 Kinderwagen*, 1 verschließbarer Kübel*, 1 Badewanne,
1 Badethermometer, 1 Zimmerthermometer, 1 Bürste zum Reinigen
    der Wanne,
1 Augenschälchen, 1 Seifenwasserschälchen, 1 wasserdichte Unter-
    lage zum Baden,
1 Waschlappen (weiße Watte),
1 Puderstreuer (venezianischer Talk, Vaselin, milde Seife),
1 weiche Kopfbürste*, 1 Staubkamm, 1 feine Nagelschere*,
1 Sauger, 1 kleiner Löffel, 1 Flaschenbürste, 1 Milchtopf,
1 Soxhletapparat*, mit Flaschen und Verschluß, 1 Saugerbehälter,
1 graduiertes Meßglas, 1 Kochlöffel, Schalenwage*, Säuglingswage*.

Wäsche.

Die Menge der notwendigen Wäsche ist davon abhängig, in
welchen Zwischenräumen die Wäschereinigung vorgenommen wird.
Erfolgt diese jeden zweiten Tag, so werden ungefähr gebraucht:

50 Windeln	5 Serviettchen
5 Flügelhemdchen	3 Wickelpolsterbezüge
5 gestrickte Jäckchen	3 Steckkissenbezüge
3 Leintücher	2 Steckkissen
3 Deckenbezüge	1 Wolljäckchen im Winter
5 Badetücher	1 Wollmütze im Winter.

Schmarotzer des Menschen.

Schmarotzer des Menschen sind: Läuse, Flöhe, Wanzen, Krätze
und Würmer. Die Kopflaus wird mit Petroleum oder Läuseessig
getötet, indem man durch mehrere Stunden eine Laushaube (S. 133)
anlegt. Die Eier, die von der Laus knapp an die Haarwurzel gelegt
werden, kämmt man mit einem, in warmen Essig eingetauchten,
sehr feinen Kamm herunter. Bei kleinen Kindern schneidet man
das Haar am besten ab.

Kleiderläuse werden durch Dampfdesinfektion der Kleider
und der Wäsche getötet.

Filzläuse sitzen mit Vorliebe an den Haaren der Geschlechtsteile, in den Achselhöhlen, bei Kindern nur in den Augenwimpern.
Sie werden mit Quecksilbersalbe abgetötet.

Flöhe werden in Wäsche, Kleidern, im Fußboden durch exakte
Reinigung mit 1% Lysollösung vernichtet.

Wanzen in eisernen Betten tötet man, indem man mit einer
Lötlampe die Betten ausbrennt, alle waschbaren Einrichtungs-
gegenstände mit einer 2% Lysollösung wäscht, Decken und Matrazen

durch Dampf und die Wände mit Kalk desinfiziert. Holzbetten werden mit Lysol oder Petroleum gepinselt.

Die Krätze sitzt mit Vorliebe an jenen Körperstellen, wo sich zarte, weiche Haut befindet; sie wird mit Teerpräparaten getötet (s. Krätze).

Schmierkur bei Lues.

Vor Beginn jeder Schmierkur gründliches Reinigungsbad. Die Schmierkur mit Quecksilber dauert in der Regel 6 Wochen à 6 Tage, an jedem Tag der Woche wird ein anderer Körperteil mit Quecksilber geschmiert. 1. Tag Brust, 2. Tag Rücken, 3. Tag 1. Arm, 4. Tag 2. Arm, 5. Tag 1. Bein, 6. Tag 2. Bein, 7. Tag Reinigungsbad. Die Salbe wird mit sehr sauber gewaschenen Händen oder mit Gummihandschuhen gut in die Haut eingerieben.

Schwebebad.

Das Schwebebad wird bei Dauerbädern für krampfbefallene, gelähmte oder bewußtlose Patienten angewendet, die man im Vollbad nicht so lange halten kann oder wo das Halten im Bad aus anderen Gründen nicht möglich ist (Tetanus, ausgedehnte Brandwunden). Über die Badewanne wird ein Leintuch gespannt, das man an den Zipfeln festbindet. Das Leintuch muß in das Badewasser so hineinreichen, daß der vom Leintuch getragene Körper des Patienten auch ganz vom Wasser bedeckt ist. Für den Kopf macht man Rollen und Kissen aus Leintüchern und sorgt durch stete Kontrolle dafür, daß die Temperatur des Badewassers eine konstante bleibt. Dauer und Temperatur des Bades wird vom Arzt verordnet.

Schwitzbad.

Das Schwitzbad wird in den verschiedensten Krankheitsfällen verordnet. Der Zweck eines Schwitzbades ist Anregung der Blutzirkulation und Anregung der Schweißdrüsensekretion. In den meisten Fällen wird von der indifferenten Temperatur ausgegangen und bis zu 40° C angestiegen. Auf den Kopf soll der Patient stets eine kühle Kompresse erhalten, sehr oft auch verordnet der Arzt einen Herzkühler während des Bades; auch kann die Schweißsekretion durch Trinken von heißem Lindenblütentee angeregt werden. Unmittelbar nach dem heißen Bad kommt der Patient, in angewärmte Flanelldecken gehüllt, in das angewärmte Bett und hat nun 1 bis 2 Stunden zu schwitzen. Während dieser Schwitzprozedur hat der Patient ständig eine kühle Kompresse zu bekommen und unter Beobachtung zu bleiben. Nach dem Schwitzen wird der Patient mit feuchtwarmen Tüchern leicht frottiert, mit warmen Tüchern getrocknet, mit frischer Wäsche versehen und in ein frisches Bett umgebettet. Nach solchen Schwitzprozeduren kann noch ein Bad von 37⁰ C gegeben werden.

Seifenbad.

Es hat den Zweck, eine Desinfektion der Haut durchzuführen; wird meist bei Skabies, Furunkulose oder sonstigen infektiösen Hauterkrankungen verordnet, 1 g Seife pro l Wasser. Begonnen wird das Bad mit Körpertemperatur und allmählich auf 40⁰ C gebracht. Die Dauer des Bades ist 10 Minuten, nachher mit 40⁰ C warmem Wasser abduschen, 10 Minuten im Badetuch dunsten lassen und dann erst abtrocknen. Es ist zu achten, daß erst zu Ende des Bades die Badewanne etwas mehr als halbvoll ist, da sonst die Seifenlösung zu sehr verdünnt wird.

Seifenlösungen.

Um eine Seifenlösung herzustellen, schabt man ein bestimmtes Quantum Kernseife und läßt diese in einem bestimmten Quantum Wasser kochen:

Zum Bade:

$^1/_{10}$% Seifenlösung: 0·1 g Seife auf   100 g Wasser
                     1   g „   „   1.000 g „   — 1 Liter
                 20   g „   „   20.000 g „   — 20 Liter
(Bad für kleine Säuglinge)
                 30   g „   „   30.000 g Wasser — 30 Liter
(Bad für größere Säuglinge)

$^1/_4$% Seifenlösung: 0·25 g Schmierseife auf   100 g Wasser
                   2·5 g „   „   1.000 g „   — 1 Liter
                  25   g „   „   10.000 g „   — 1 Kübel

$^1/_2$% Seifenlösung: 0·5 g Seife auf   100 g Wasser
                     5   g „   „   1.000 g „   — 1 Liter
                 25   g „   „   5.000 g „   — 5 Liter

1% Seifenlösung
   (Stammlösung):   1 g Seife auf   100 g Wasser
                   10   g „   „   1.000 g „   — 1 Liter
                 50   g „   „   5.000 g „   — 5 Liter

Zur Desinfektion von Gegenständen, wie Wänden, Betten, Türen usw. wird eine $^1/_4$% Seifenlösung verwendet: Ein Kaffeelöffel Schmierseife wiegt 5 g, ein Emailkübel faßt ungfähr 10 l Wasser.

Senfbad.

Der Senf wird in ein Säckchen gegeben und in wenig, 30⁰ C warmem, Wasser so lange geknetet, bis sich ein leichter Schaum und ein scharfer Geruch entwickelt. Dann wird das Bad auf Körpertemperatur gerichtet. 1 g Senfmehl für 1 Liter Wasser. Der Patient wird 7 bis 10 Minuten im Wasser gehalten, mit der Temperatur des Badewassers steigt man langsam auf 40° C an, die Augen werden mit einem nassen Tuch verbunden und der Körper im Wasser mit einem Tuch frottiert. Der Patient muß im Senfbad gut beobachtet werden, ob er rot wird oder blaß bleibt; bei auffallendem Blaßwerden wird die Dauer des Bades gekürzt. Nach dem Bad wird der Patient abgeduscht, ins Badetuch gewickelt und 10 Minuten liegen gelassen, dann erst abgetrocknet.

Senfwickel.

Der Senfwickel soll lokal eine intensivere Durchblutung der Haut bewirken beziehungsweise die Herztätigkeit anregen. Man verrührt je nach Größe der Körperstelle, wo der Wickel aufgelegt werden soll, 20 bis 30 g Senfmehl mit 37° C warmem Wasser zu einem Brei, der sich zwischen einer zusammengelegten Kompresse gut aufstreichen läßt, und legt die Kompresse auf die betreffende, vorher gut eingefettete Körperstelle. Bei Säuglingen mit zarter Haut läßt man den Senfwickel 3 Minuten, bei Erwachsenen bis zu 10 Minuten liegen. Die betreffende Hautstelle soll gut rot, aber nicht entzündet werden. Der Brei darf nie auf die Haut direkt aufgelegt werden. Wenn die Haut sich nach einem Senfwickel nicht rötet, das heißt, nicht besser durchblutet wird, so liegt die Herztätigkeit stark darnieder.

Sondenfütterung.

Die Sondenfütterung wird vom Arzt bei lebensschwachen Kindern (Frühgeburten) oder bei nervösem Erbrechen der Säuglinge verordnet, um dem Kind über die Saug- oder Schluckschwierigkeiten hinüberzuhelfen. Die Magensonde soll der Größe des Patienten entsprechend sein und vor Gebrauch, wie alle Gummiwaren, wegen eventueller Risse überprüft werden. Die Sonde wird entweder durch den Mund oder durch die Nase bis zum Magen eingeführt. Die zu verabreichende, genau gemessene Nahrung, meist Frauenmilch, wird angewärmt (auf 40° C), in die Metallspritze gefüllt, diese wird in die vorsichtig eingeführte Magensonde gesteckt und langsam entleert.

Die Magensonde soll feucht, abgeklemmt, langsam und sehr vorsichtig eingeführt werden, auch das Herausziehen der Sonde soll abgeklemmt erfolgen.

Vorbereitung zur Sondenfütterung: Sterile Metallspritze, ausgekochte Sonde, angewärmte, vom Arzt angegebene Menge Milch.

Stuhl.

Der Stuhl (Fäzes) besteht aus den unverdaulichen Anteilen unserer aufgenommenen Nahrung, aus Bakterien und Verdauungssekreten. Normaler Stuhl soll bei Säuglingen eine breiige, salbenartige Konsistenz, goldgelbe Farbe und einen angenehm säuerlichen Geruch (Brustmilchstuhl) besitzen. Bei Erwachsenen soll der Stuhl die Form des Darmes beibehalten und dunkelbraun gefärbt sein. Bei der Pflege von Säuglingen, kranken Kindern und speziellen Darmerkrankungen hat die Schwester das Aussehen des Stuhles, die Menge und die Beimengungen sehr genau zu beschreiben, eventuell den Stuhl in Stuhlgläsern (mit Deckel) zur Ansicht für den Arzt aufzubewahren. Die Farbe des Stuhles hängt von der Menge der Gallenflüssigkeit ab, die sich in den Darm ergießt.

Stuhlbezeichnungen an der Universitäts-Kinderklinik in Wien.

1. Beimengungen: 1. Konsonant.

   s ... — Blut   *s*anguis
   m ... — Schleim *m*ucus
   k ... — viel Schleim *k*atarrhus

2. Wassergehalt: 1. Vokal.
   . *i* .. — flüssig
   . *e* .. — dünnbreiig
   . *a* .. — breiig
   . *o* .. — geformt
   . *u* .. — hart

3. Menge: 2. Konsonant.
   .. *n* . — reichlich *n*imis
   .. *m* . — mittel   *m*edium
   .. *p* . — wenig   *p*aucum

4. Gallenfarbstoff: 2. Vokal.
   ... *i* — schwarz
   ... *e* — dunkel
   ... *a* — normal, mittel (wird aber nicht bezeichnet)
   ... *o* — licht
   ... *u* — weiß, farblos.

Die einfache, immer verwendete Bezeichnung ist die des Wassergehaltes: alle anderen Kategorien werden nur angewendet, wenn abnorme Verhältnisse vorliegen. So heißt der normale Stuhl eines Säuglings: (breiig, mittlere Menge, goldgelb, ohne abnorme Beimengungen) *a*.

Ein dunkler, flüssiger, reichlicher Stuhl, mit Blut und Schleim von reichlicher Menge wird mit „skine" bezeichnet (s. Dysenterie).

Der geformte, reichliche, farblose Stuhl bei Icterus heißt: onu.

Sublimat.

Sublimat ist eine Chlorverbindung des Quecksilbers und wird hauptsächlich als Desinfektionsmittel verwendet. Es wird von der Apotheke gewöhnlich in eingrammigen Pastillen geliefert, die wegen ihrer großen Giftigkeit als äußeres Kennzeichen mit Eosin rosa gefärbt sind. Sublimat wird gebraucht:

Einpromillig (1 *g* auf 1 *l*) zur Händedesinfektion, zur Hautdesinfektion vor verschiedenen Eingriffen, nach Inzisionen; zur Desinfektion der äußeren Schleimhaut bei Blasen- und Scheideneingriffen, zu Umschlägen bei infektiösen Hauterkrankungen, Wäschedesinfektion, Desinfektion von Einrichtungs- und Gebrauchsgegenständen.

Einzehntelpromillig (1 *g* auf 10 *l* Wasser) zu Sublimatbädern als Desinfektions- oder medikamentöses Bad.

In sehr schwacher Lösung wird es vom Arzt auch zu Injektionen verwendet, so bei Lues, wo es ein spezifisch wirkendes Mittel darstellt. Wenn eine Lösung hergestellt wird, muß stets zuerst Wasser in den Behälter gegeben werden, dann erst die Sublimatpastille. Sublimat geht mit Seife eine chemische Verbindung ein, wodurch beide unwirksam werden. Großes Augenmerk ist darauf zu richten, daß sich Sublimat mit allen Metallen verbindet und diese dadurch schwer beschädigt und geschwärzt werden. Daher sind metallische Instrumente strenge vor der Berührung mit Sublimat zu bewahren und Sublimatbäder nie in Metallwannen zu verabfolgen.

Sublimat kann an empfindlicher Haut zu hartnäckigen Ekzemen führen, daher hat die Schwester den Arzt auf etwa beginnende Hautveränderungen sogleich aufmerksam zu machen. Bei längerem Gebrauch kann Sublimat zu Nierenschädigungen führen, daher jede Veränderung des Harns oder allenfalls auftretende Ödeme sogleich zu melden sind. Sublimatpastillen sind als schweres Gift im Giftkasten mit der Bezeichnung „Gift" zu verschließen und stets trocken zu halten. Die Pastillen dürfen niemals im Krankenzimmer stehen gelassen werden, da die Gefahr besteht, daß Kinder sie für „Zuckerln" halten und tödliche Vergiftungen erleiden könnten. Sublimatlösung ist auch mit „Gift" zu bezeichnen und im Dunkeln zu verwahren, da das Tageslicht die rosa Farbe bleicht. Bei akuten Vergiftungen dient als Gegenmittel Milch.

Temperatur des Krankenzimmers.

Ein Krankenzimmer soll gleichmäßig temperiert sein. Die Temperatur soll nach dem Thermometer und nicht nach dem Gefühl reguliert werden. Heizkörper müssen täglich feucht gewischt werden, da sonst die am Heizkörper liegenden Staubteilchen verbrennen (rösten) und die Luft des Krankenzimmers verschlechtern.

Tracheotomie.

Die Tracheotomie, ein Einschnitt in die Luftröhre, ist ein operativer Eingriff, der aseptisches Arbeiten verlangt.

Das Tracheotomiebesteck besteht aus:

1 Skalpell	1 Dilatator
1 Bistouri	2 Pinzetten, anatomisch
1 Knopfmesser	2 Pinzetten, chirurgisch
2 Haken, stumpf	1 Hohlsonde
1 Zweizinker	1 Knopfsonde
5 Schieber	2 Scheren
1 Klemme	1 Nadelhalter.

1 Membranenfänger, Nadeln, Seide, Narkosekorb, 1 Bolzen, 4 Kanülen, Reiter und Billrothlätzchen.

Das Tracheotomiebesteck soll immer trocken sterilisiert vorbereitet sein. Für die Narkose soll Äther, Chloroform und Billrothmischung in dunklen, graduierten Fläschchen zurechtstehen mit Narkosekorb, Zungenzange und Brechtasse. Die Menge der in den Narkose-Tropffläschchen vorhandenen Narkoseflüssigkeit wird bei Beginn der Narkose notiert. Die Kanülen sollen vom Arzte vor Beginn der Operation ausgewählt werden.

Ein tracheotomierter Patient atmet nur durch die Kanüle, daher eventuell verabreichter Sauerstoff nicht zum Mund, sondern zur Kanüle zu führen ist. Das nach der Operation reichlich abgesonderte Sekret muß von der Schwester vorsichtig abgetupft werden; die innere Kanüle hat die Schwester je nach der Sekretabsonderung stündlich oder zweistündlich herauszunehmen und unter fließendem Wasser mit einer Gänsefeder zu reinigen und mit einem sterilen Tupfer zu trocknen. Beim Kanülenwechsel muß recht sanft und leicht vorgegangen werden, da jede Bewegung sehr schmerzhaft ist. Die Ernährung des tracheotomierten Patienten muß sehr vorsichtig durchgeführt werden. Man verabreicht Speisen von dünnbreiiger Konsistenz in kleineren Mengen, da der Schluckakt Beschwerden macht.

Vorbereitung zur Tracheotomie: Steriles Tracheotomiebesteck, Narkose, sterile Mäntel, Hauben, Kompressen, Sauerstoffapparat, Kampferinjektion, Intubationsbesteck, Operationstisch, Genickrolle.

Tropfklysma.

Das Tropfklysma wird bei Patienten verordnet, wenn die Zuführung einer größeren Menge Flüssigkeit auf natürlichem Wege nicht möglich ist. Da die zugeführte Wassermenge vom Darm aufgesaugt werden soll, muß erstens der Darm entleert sein und zweitens muß die Zuführung sehr langsam, tropfenweise erfolgen. Man hat also vor jedem Klysma, das aufgesaugt werden soll, ein Reinigungsklysma zu geben. Zugeführt wird physiologische Kochsalzlösung von normaler Körperwärme, 37⁰ C, in einem graduierten Glasbehälter, der in einen Thermobehälter mit Aufhängevorrichtung kommt, da die Flüssigkeit stundenlang warm bleiben muß. An den Schlauch des irrigatorähnlichen Tropfklysmaapparates gibt man einen Glasansatz, der sich auf größere und kleinere Tropfen einstellen läßt. Der Glastropfhahn soll am Schlauch senkrecht hängend angebracht werden, so daß man die Tropfen, ohne den Patienten abdecken zu müssen, zählen kann (pro Minute 15 bis 20 Tropfen). Ein genügend langer Schlauch führt bis zum Anus des Patienten und ein kleines Glasrohr stellt die Verbindung zwischen dem eingeführten Darmrohr und dem Tropfklysmaapparat her. Das Darmrohr wird mit Heftpflaster an der Gesäßgegend befestigt. Den Patienten linke Seitenlage einnehmen lassen und mit Wärmeflaschen versehen! Vorbereitung: Reinigungsklysma. Tropfklysmaapparat, Darmrohr und 37⁰ C warme Kochsalzlösung.

Tuberkulin (s. Alttuberkulin).

Tuberkelbazillen (Färbung).

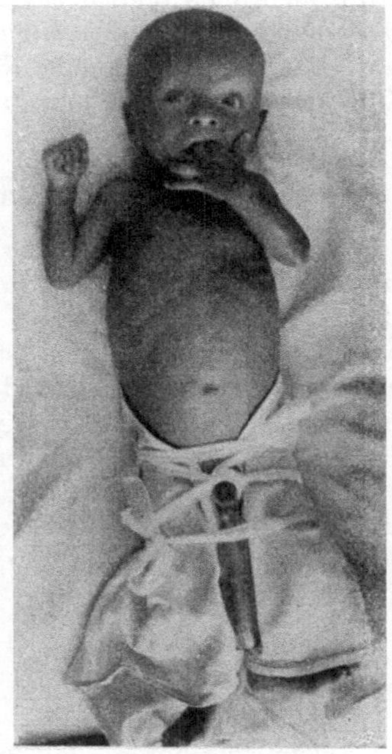

Abb. 26. Befestigung des Harnrezipienten bei einem Knaben.

Der Tuberkelbazillus wird nachgewiesen, indem tuberkelbazillenhältiges Material auf dem Objektträger verstrichen, dreimal über der Flamme fixiert, hierauf mit Karbolfuchsin eine halbe Minute über der Flamme aufgekocht und mit verdünnter Salzsäure oder Schwefelsäure entfärbt wird. Hiebei geht der gesamte rote Farbstoff weg; nur die Tuberkelbazillen bleiben rot, ihre rote Färbung wird durch die Säure nicht zerstört, sie sind „säurefest". Hierauf wird eine halbe Minute mit Methylenblau gefärbt und das Präparat unter Immersion betrachtet. Die Tuberkelbazillen erscheinen als rote Stäbchen; und stehen häufig in kleinen Gruppen beisammen.

Umschläge (s. Heisser Umschlag, Dunstumschlag).

Uringewinnung beim Säugling.

Beim Säugling bereitet die Gewinnung des Urins in der Regel Schwierigkeiten, sie ist aber ebenso wichtig wie beim älteren Kind, welches schon auf den Topf gehen kann.

Besonders wichtig ist die Gewinnung und Untersuchung des Harns bei dem Verdacht auf das Bestehen einer Blasen- oder Nierenerkrankung. Bei Knaben kann eine Eprouvette mittels Heftpflasterstreifens an den Penis befestigt werden, bei Mädchen wird ein sogenannter Erlenmeyerkolben ebenfalls durch Heftpflaster über der Vulva befestigt. In das Heftpflaster wird ein Loch geschnitten, durch das man den Hals des Kolbens durchzieht. Man achte darauf, daß das Heftpflaster nicht über die Afteröffnung reicht. Es gibt auch eigene Harnrezipienten (siehe Abb. 26).

Urotropin.

Urotropin (Hexamethylentetramin) ist ein weißes, in Wasser leicht lösliches Pulver von alkalischer Reaktion. Der Arzt pflegt Urotropin bei verschiedenen Blasenleiden in Mengen von 0·25 bis 0·5 g mehrmals täglich zu verordnen. Nach Einnahme des Pulvers läßt man stets reichlich Flüssigkeit nachtrinken. Die Schwester hat auf eventuell auftretende Nebenerscheinungen wie Leibschmerzen, Durchfälle, blutigen Harn zu achten.

Vorgeschichte (Anamnese).

Die Aufnahme der Vorgeschichte (Anamnese) wird zwar in der Regel vom Arzt durchgeführt; häufig kommt aber auch die Schwester in die Lage, besonders, wenn sie in einem Kinderambulatorium beschäftigt ist, die Anamnese aufzunehmen. Deshalb erscheint es wichtig, daß die Schwester über den Gang der Aufnahme der Krankenvorgeschichte orientiert ist und die einzelnen Fragen an die Angehörigen des Kindes in systematischer Weise stellt. In Folgendem wird der Kopf einer Krankengeschichte aus der Wiener Kinderklinik gebracht, aus dem auch die einzelnen Fragen, die bei der Aufnahme der Vorgeschichte gestellt werden sollen, ersichtlich sind.

1. Zuerst wird nach der Geburt gefragt. Bei diesem Punkt kann es z. B. bedeutungsvoll sein, wenn die Angabe gemacht wird, daß das erkrankte Kind zu früh zur Welt gekommen ist. Auch wenn wir hören, daß es sich um eine schwere Zangengeburt gehandelt hat, wird der Arzt auf diese Tatsache in vielen Fällen Gewicht legen.

2. Die zweite Frage erstreckt sich auf die Ernährung. Es wird gefragt, ob das Kind an der Brust oder künstlich genährt wurde oder in der Kost war; wie oft es angelegt wurde, wie lange es an der Brust getrunken hat, bezw. bei künstlicher

Prot.-Nr.   Archiv-Nr.

aufgenommen am   19   entlassen   geheilt.
                                                                                             gebessert.
                                                                                             ungeheilt.
Abteilung: am .   19   gestorben.
                                                                                             transferiert.

Vor- und Zuname: Alter: Religion:

Name, Stand und Wohnung der Angehörigen:

Tag und Ort der Geburt: Zuständigkeitsort:

Vorgeschichte: 1. Geburt (wievielte? rechtzeitig? normal?) 2. Ernährung (Brust? künstlich? zu Hause oder in Kost?). 3. Entwicklung (Zähne, Laufen, Sprechen). 4. Frühere Erkrankungen: Masern, Scharlach, Diphtherie, Keuchhusten, Schafblattern, Impfung. Welche anderen Krankheiten? 5. Gegenwärtige Erkrankung (Datum des Beginnes, bisherige Erscheinungen). 6. Familien- und Wohnungsverhältnisse (Anzahl der Geburten, Krankheiten der anderen Kinder und Angehörigen, Blutsverwandtschaft).

Ernährung, was es zu essen oder zu trinken bekommen hat und wie die Milchmischungen zubereitet wurden. Diese Frage hat insbesonders für die vielgestaltigen Erkrankungen der Säuglinge Bedeutung.

3. Die dritte Frage erstreckt sich auf die Entwicklung. Es wird nach dem Auftreten der Zähne gefragt, nach der Anzahl der Zähne, wann das Laufen und Sprechen erlernt wurde. Wir wissen, daß die Zahnung bei gesunden Kindern gesetzmäßig erfolgt und ebenso, daß Laufen und Sprechen zu bestimmten Zeiten beginnen. Wenn wir feststellen, daß die ersten Zähne erst mit 18 Monaten gekommen sind, kann diese Tatsache eine große Bedeutung haben. Wir haben bereits gehört, daß besonders bei der englischen Krankheit (Rachitis) der Zahndurchbruch verspätet und unregelmäßig erfolgt.

4. Hierauf erkundigen wir uns nach früheren Erkrankungen. Wir fragen, ob das Kind Masern, Scharlach, Diphtherie usw. gehabt hat, ob es geimpft ist und welche anderen Krankheiten durchgemacht wurden.

5. Die nächste Frage wird nach der gegenwärtigen Erkrankung gestellt. Es wird gefragt, wann die Erkrankung begonnen hat, welche Erscheinungen an dem erkrankten Kind beobachtet wurden, ob Fieber bestanden hat, worüber das Kind besonders klagt und was der Mutter oder den Angehörigen aufgefallen ist.

6. Schließlich erkundigen wir uns nach den Familien- und Wohnungsverhältnissen. Wir fragen, ob und wie viele Geschwister noch da sind, ob Geschwister gestorben sind und an welchen Krankheiten dieselben starben. Wenn wir hören, daß mehrere Kinder an Tuberkulose starben, so kann diese Tatsache für den Arzt bei der Beurteilung des gegenwärtigen Krankheitszustandes von großer Bedeutung sein. Wir fragen weiter nach den Gesundheitsverhältnissen der Eltern, besonders ob tuberkulöse Erkrankungen bei diesen oder auch bei den Großeltern bestanden haben oder bei den Geschwistern der Eltern vorgekommen sind; und ob etwa Blutsverwandschaft zwischen den Eltern besteht. Auch nach den Wohnungsverhältnissen sollen wir uns bei dieser Gelegenheit erkundigen, da der Arzt seine Ratschläge natürlich ganz anders erteilen wird, wenn er hört, daß das erkrankte Kind mit sechs anderen Personen in einem kleinen, dunklen, feuchten Raum zusammengepfercht ist, als wenn die Anamnese ergibt, daß die Wohnungs- und materiellen Verhältnisse der Eltern sehr günstige sind.

Warmes Bad.

Unter einem Vollbad versteht man ein Bad, in dem der Patient bis zum Hals unter Wasser ist, bei Erwachsenen 200 bis 300 l, bei Kindern je nach der Größe 50 bis 100 l Wasser, bei Säuglingen 20 bis 30 l Wasser. Bei einem Halbbad soll die Wassermenge nur die Oberfläche der Schenkel bespülen, bei einem Teilbad für Arm, Hand oder Fuß muß sich der zu badende Körperteil ganz unter Wasser befinden. Bei Sitzbädern sollen die Gesäßmuskeln und ein Teil der Oberschenkel im Wasser sein; der ganz entkleidete Patient soll mit Decken gut eingehüllt werden.

Unter Dauerbädern verstehen wir Bäder, die längere Zeit einwirken sollen, oft stundenlang. Bei einem solchen hat man mittels gespannter Leintücher und durch Unterlegen von Kautschukkissen eine möglichst bequeme Lagerung herzustellen. Das Abkühlen des Badewassers vermeidet man durch Zudecken der Wanne mit Decken. Dauer und Temperatur aller Arten von Bädern müssen stets vom Arzt angegeben werden, das Badewasser hat mit dem Thermometer gemessen zu werden und der Patient darf im Bade nie allein gelassen werden.

Wärmekasten nach Nobel.

Das Kind liegt nackt im Wärmekasten, der Kopf befindet sich außerhalb desselben. Um den Hals wird eine in Verbandzeug gewickelte Rolle aus Watte gebunden. Die Temperatur des Kastens und die des Kindes werden alle drei Stunden notiert. Um eine Körpertemperatur zwischen 36^0 und 37^0 C zu erzielen, ist für gewöhnlich eine Kastenwärme von 38^0 bis 40^0 C nötig; ist die Temperatur des Kindes nahe an 37^0 C, so ist der Kasten kühler zu halten. Die Regulierung erfolgt durch Öffnen und Schließen des Fensters. Zur täglichen Morgenreinigung wird der Kasten abgehoben, um das Bett in Ordnung zu bringen. Die Messung der Temperatur und die Reinigung des Kindes nach Stuhl und Harn geschieht durch das Fenster des Kastens. Auch zur Nahrungsdarreichung wird der Kasten nicht weggenommen, da sich der Mund außerhalb des Kastens befindet.

Wärmezufuhr.

Wärme erweitert die Blutgefäße und löst infolgedessen eine bessere Durchblutung aus, daher die mannigfache Verwendung von Wärme am Krankenbett. In erster Linie beim Neugeborenen oder zu früh Geborenen, dessen Wärmeregulierung noch gar nicht oder schlecht funktioniert; oder bei Schwerkranken, deren Blutzirkulation schwach oder träge ist; bei allen entzündlichen Prozessen, wo eine reichlichere Durchblutung an Ort und Stelle gewünscht wird. Überall hilft uns die Wärme, die wir auf vorsichtige Art und Weise dem Körper zuführen sollen. Wir unterscheiden eine direkte und eine indirekte Wärmezufuhr. Erstere besteht im Auflegen der Wärmespender, wie Thermophore, Leinsamensäckchen, heiße Umschläge;

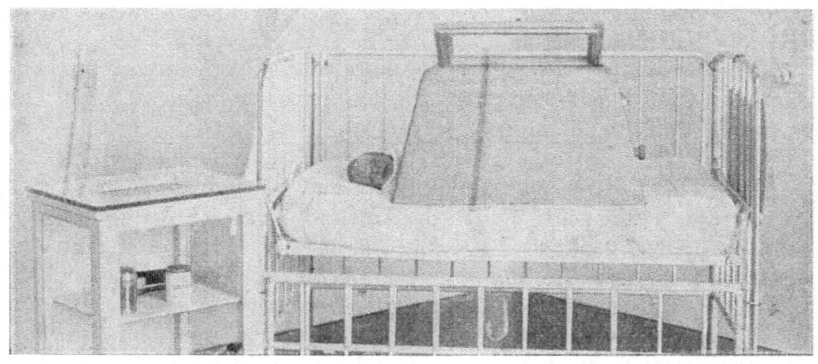

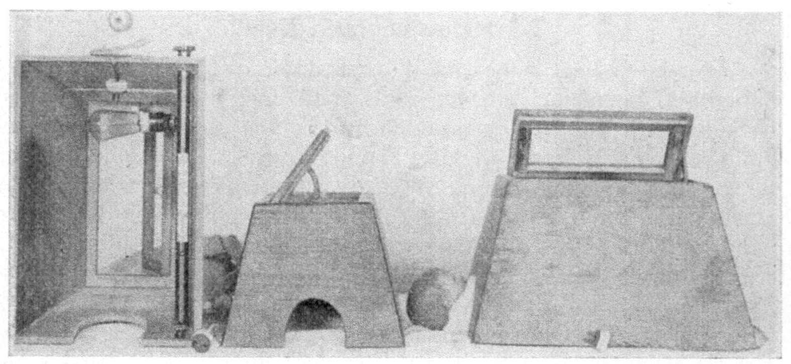

Abb. 27 und 28. Wärmekasten für frühgeborene Kinder.
Der Kopf des Kindes befindet sich außerhalb des Kastens. Die Wärmezufuhr geschieht durch eine elektrische Glühbirne, die Regulierung durch Öffnen des Kastendeckels. (Aus „Klinische Wochenschrift“, II. Jahrgang, Heft 3.)

letztere in Erwärmung der Umgebung des Bettes, der Kleider, der Luft durch Ziegelsteine oder Wärmeflaschen. Bei jeder Art von Wärmeanwendung hat man alle diesbezüglichen Vorschriften genau einzuhalten, und jede Verbrennung zu vermeiden. Alle Wärmespender, gleichviel welcher Art, müssen auf Dichtheit und Verschluß geprüft und mittels mehrfach zusammengelegter Tücher isoliert werden. Wärmflaschen sollen nie mit kochendem, sondern nur mit 70⁰ C warmem Wasser gefüllt werden. Bei Thermophoren ist die auf diesen vorgeschriebene Kochzeit einzuhalten. Heiße Tücher (nach Operationen) sollen beim Anwärmen so gefaltet werden, wie man sie auf den Körper legt, sonst verliert man beim Anlegen zu viel Wärme. In der Familienpflege dienen meist Ziegelsteine oder Sandsäcke zum Anwärmen des Bettes.

Wasserstoffsuperoxyd ($H_2 O_2$).

Wasserstoffsuperoxyd ($H_2 O_2$) ist eine dreiprozentige Lösung von Wasserstoffsuperoxyd in Wasser. Es dient als Antiseptikum und schäumt infolge der Sauerstoffabgabe, wenn es mit Eiter in Berührung kommt. Es kommt zur Anwendung zum Gurgeln bei Halsentzündungen (ein Teil Wasserstoffsuperoxyd plus zwei Teile Wasser), zur Ohrenbehandlung (zwei Teile Wasserstoffsuperoxyd plus ein Teil Wasser oder gleiche Teile), zur Wundbehandlung (reines Wasserstoffsuperoxyd). Ätzende Wirkung übt nur das 30%ige Wasserstoffsuperoxyd aus und kommt unter dem Namen „Perhydrol" in den Handel. Es wird auch in konzentrierter Lösung zur Behandlung der Wunde bei Tetanus verwendet. Wasserstoffsuperoxyd wird in dunklen Flaschen geliefert, da das Licht zersetzend wirkt. Die Flaschen müssen stets gut verkorkt sein und sollen nicht ganz gefüllt werden.

Wechselbäder.

Wechselbäder werden bei Erfrierungen oder Lähmungen, meist als Teilbäder, verordnet. Man braucht hiezu zwei Badegefäße, dem zu badenden Körperteil angepaßt. Für Hände oder Füße gewöhnliche Waschschüsseln, für Arme längliche, schmale Gefäße (Fischwannen), für Beine tiefe, röhrenförmige Gefäße. Das eine Badegefäß enthält 40⁰ C warmes Wasser, das andere 30⁰ warmes Wasser. Der Patient wechselt die Gefäße in Zwischenräumen von 2 bis 3 Minuten und wiederholt dies 10mal. Man beginne immer mit dem warmen Bad und ende mit dem kalten. Wechselbäder werden auch bei Atemstillständen der Frühgeburten angewendet.

System der Ernährung. Von Dr. **Clemens Pirquet,** o. ö. Professor für Kinderheilkunde und Vorstand der Universitäts-Kinderklinik in Wien. **Erster Teil.** Mit 3 Tafeln und 17 Abbildungen. (178 S.) 1917. Unveränderter Neudruck. 1921. *Vergriffen.* — **Zweiter Teil.** Mit Beiträgen von Professor Dr. **B. Schick,** Dr. **E. Nobel** und Dr. **F. v. Gröer.** Mit 48 Abbildungen (374 S.) 1919. 10.80 Goldmark. — **Dritter Teil.** Nemküche. Mit Beiträgen von Schwester **Johanna Dittrich,** Schwester **Marietta Lendl,** Frau **Rosa Miari** und Schwester **Paula Panzer.** (202 S.) 1919. 6.— Goldmark. — **Vierter Teil.** Mit Beiträgen von Professor **F. von Gröer,** Dozent Dr. **A. Hecht,** Dozent Dr. **E. Nobel,** Professor Dr. **B. Schick,** Dr. **R. Wagner** und Dr. **Th. Zillich.** Mit 180 Abbildungen. (420 S.) 1920. 10.80 Goldmark.

Ernährungstafeln. Von **Clemens Pirquet.** Tafel I: **Ernährung des Menschen.** Aufgezogen. 1.20 Goldmark. — Tafel II: **Einkauf von Nahrungsbrennstoff.** 1 Block = 50 Stück, 2.50 Goldmark. — Tafel III: **Einkauf von Nahrungseiweiß.** 1 Block = 50 Stück. 2.— Goldmark.

Das Bild der Masern auf der äußeren Haut. Von **Clemens Pirquet,** o. ö. Professor der Kinderheilkunde an der Universität Wien. Mit 456 Originalzeichnungen des Verfassers, 14 anderen Textfiguren und 8 Tafeln. (Sonderabdruck aus der Zeitschrift für Kinderheilkunde, Orig. Bd. VI, Heft 1/3.) (228 S.) 1913. 12.60 Goldmark

Das Pirquetsche System der Ernährung, für Ärzte und gebildete Laien dargestellt. Von Professor Dr. **B. Schick,** Assistent der Universitäts-Kinderklinik in Wien. **Dritte Auflage.** Mit 5 Abbildungen. (53 S.) 1922. 1.50 Goldmark

Physiologische Anleitung zu einer zweckmäßigen Ernährung. Von Dr. **Paul Jensen,** o. ö. Professor der Physiologie und Direktor des Physiologischen Instituts der Universität Göttingen. Mit 9 Textfiguren. (76 S.) 1918. 2.80 Goldmark

Die Ernährung des Menschen. Nahrungsbedarf. Erfordernisse der Nahrung. Nahrungsmittel. Kostberechnung. Von Professor Dr. **Otto Kestner,** Direktor des Physiologischen Instituts an der Universität Hamburg, und Dr. **H. W. Knipping,** Assistent des Physiologischen Instituts an der Universität Hamburg. In Gemeinschaft mit dem **Reichsgesundheitsamt** Berlin. Mit zahlreichen Nahrungsmitteltabellen und 6 Abbildungen. (140 S.) 1924. 4.80 Goldmark

Nahrungsstoffe mit besonderen Wirkungen unter besonderer Berücksichtigung der Bedeutung bisher noch unbekannter Nahrungsstoffe für die Volksernährung. Von Professor Dr. med. et phil. h. c. **Emil Abderhalden,** Geheimer Medizinalrat, Direktor des Physiologischen Instituts der Universität Halle a. S. („Die Volksernährung", Heft 2.) (26 S.) 1922. 0.30 Goldmark

Unsere Lebensmittel vom Standpunkt der Vitaminforschung. Wird voraussichtlich die weitere Erforschung der physiologischen Bedeutung der Vitamine die bisherige Herstellung, Zubereitung und Beurteilung der Lebensmittel wesentlich beeinflussen? Von Professor Dr. phil. **A. Juckenack,** Geheimer Regierungsrat, Ministerialrat im Preuß. Ministerium für Volkswohlfahrt, Direktor der Staatlichen Nahrungsmittel-Untersuchungsanstalt Berlin. („Die Volksernährung", Heft 4.) (50 S.) 1923. 0.80 Goldmark

Ernährung und Pflege des Säuglings. Ein Leitfaden für Mütter und zur Einführung für Pflegerinnen, unter Zugrundelegung des Leitfadens von **Pescatore,** bearbeitet von Dr. **Leo Langstein,** a. o. Professor der Kinderheilkunde an der Universität Berlin. A c h t e, vollständig umgearbeitete Auflage. (108.—157. Tausend.) (92 S.) 1923. 1.20 Goldmark

Säuglingspflegefibel. Von Schwester **Antonie Zerwer,** unter Mitarbeit von P a u l K ü h l, Lehrer in Charlottenburg. Mit einem Vorwort von Professor Dr. L e o L a n g s t e i n, Direktor des Kaiserin Auguste Victoria-Hauses. S e c h s t e, ergänzte Auflage. (211.—260. Tausend.) Mit 39 Textabbildungen. (72 S.) 1922. 0.45 Goldmark

Bei Bezug von 20 Exemplaren   5 $^0/_0$ Rabatt
„   „   „ 50   „ $7^1/_2{}^0/_0$ „
„   „   „ 100   „   10 $^0/_0$ „

Die Masernprophylaxe und ihre Technik. Zum Gebrauche für Krankenhäuser, Fürsorge-, Schul- und praktische Ärzte, gemeinsam mit dem Autor bearbeitet von Dr. **Bernhard de Rudder.** Von Dr. **Rudolf Degkwitz,** Assistent an der Univ.-Kinderklinik München. Mit 4 Abbildungen. (36 S.) 1923. 0.90 Goldmark

Körpermaß-Studien an Kindern. Von Dr. **M. Pfaundler,** München. Mit 5 Textfiguren und 8 Tafeln. (Sonderabdruck aus der „Zeitschrift für Kinderheilkunde", Bd. XIV, Heft 1/2.) (153 S.) 1916. 4.80 Goldmark

Körpermessungen und -Wägungen an deutschen Schulkindern. (D r i t t e r T e i l.) (Sonderbeilage zu den „Veröffentlichungen des Reichsgesundheitsamts" 1924, Nr. 11.) (24 S.) 0.60 Goldmark

Leitfaden der Krankenpflege in Frage und Antwort. Für Krankenpflegeschulen und Schwesternhäuser. Bearbeitet von Dr. med. **Joh. Haring,** Oberstabsarzt a. D., ehemals staatl. Prüfungskommissär an der Krankenpflegeschule des Carolahauses zu Dresden. Mit einem Vorwort von Exzellenz Professor Dr. med. A. F i e d l e r †, Geheimer Rat. V i e r t e, vermehrte und verbesserte Auflage. (44.—53. Tausend.) (162 S.) 1923. 1.80 Goldmark

Die Stationsschwester. Ein Führer durch die praktische Tätigkeit der Krankenhausschwester. Von Dr. **Carl Rosenberger,** Assistenzarzt an der Geburtshilflich-Gynäkologischen Abteilung des Krankenhauses Lankwitz. (92 S.) 1923. 2.50 Goldmark

Zeitschrift für Kinderforschung. Begründet von **J. Trüper.** Organ der Gesellschaft für Heilpädagogik, E. V., und des Deutschen Vereins zur Fürsorge für jugendliche Psychopathen. Unter Mitwirkung von G. A n t o n-Halle, A. G r e g o r-Flehingen i. B., Th. H e l l e r-Wien-Grinzing, E. M a r t i-n a k-Graz, H. N o h l-Göttingen, F. W e i g l-Amberg. Herausgegeben von F. K r a m e r-Berlin, R u t h v. d e r L e y e n-Berlin, R. H i r s c h f e l d-Berlin, M. I s s e r l i n-München, G r ä f i n K u e n b u r g-München, R. E g e n b e r g e r-München.

Erscheint vom 28. Bande ab in zwanglosen, einzeln berechneten Heften, deren 4 zu Bänden von etwa 40 Bogen Umfang vereinigt werden.